MECHTHILD HELLERMANN

Neurodermitis
bei Kindern

➤ Den Familienalltag positiv gestalten
➤ Vor einem akuten Schub schützen
➤ Selbstsicher in Kindergarten und Schule

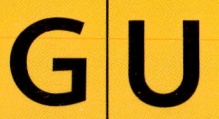

Inhalt

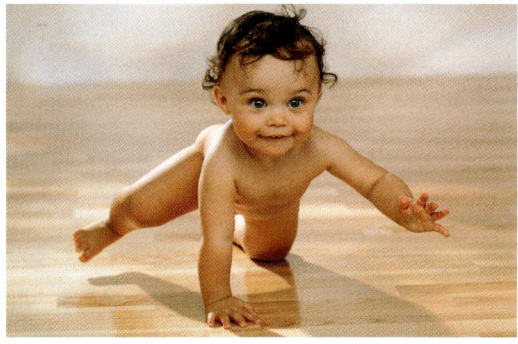

PRAXIS

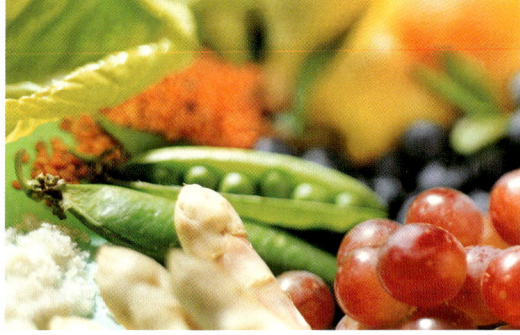

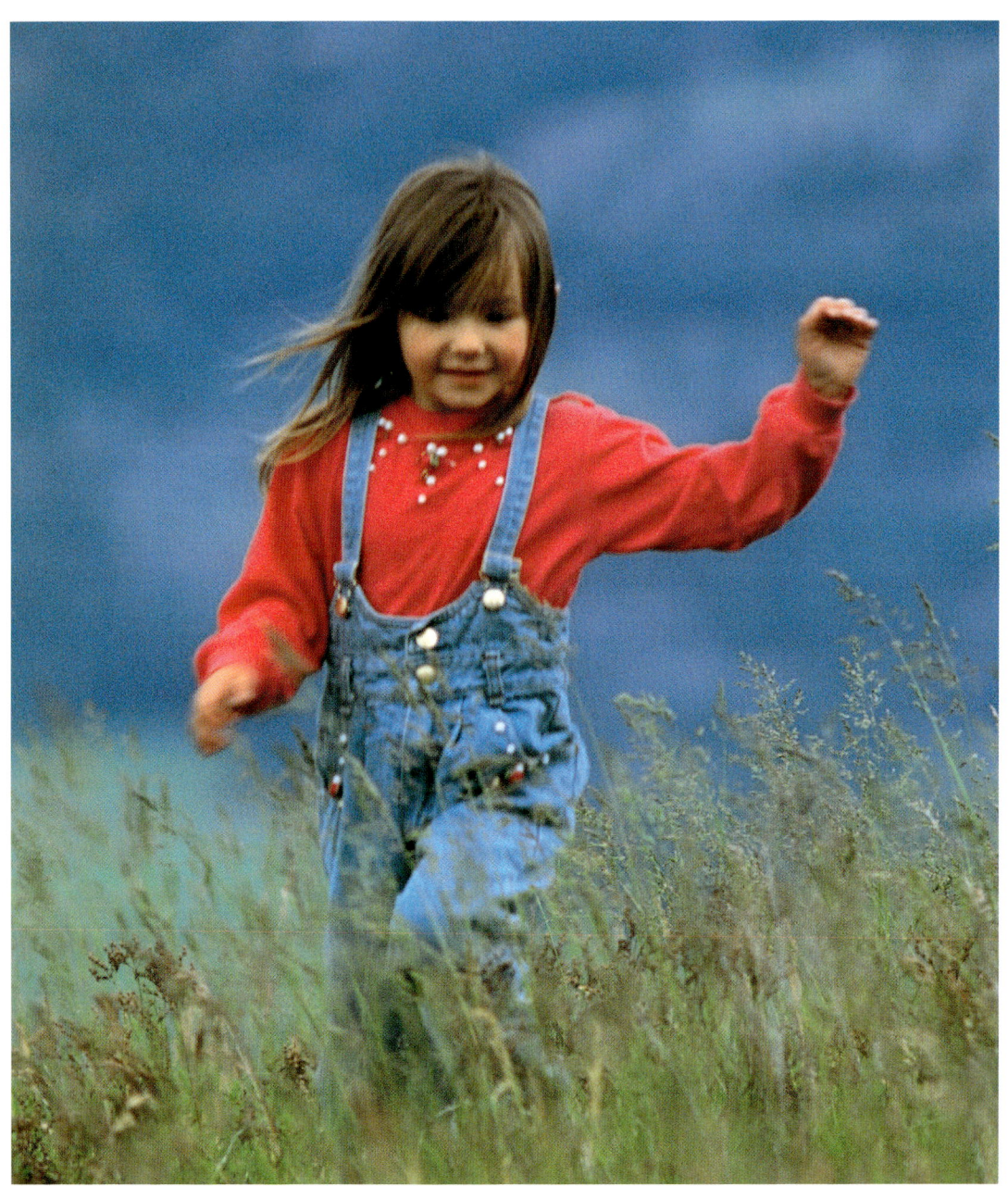

Ein Wort zuvor

Auf den ersten Blick schon fällt es auf: Die Haut ist besonders blaß
oder deutlich gerötet, sie schuppt, näßt oder zeigt Krusten, man sieht
ihr an, daß sie juckt, daß viel gekratzt wird, und daß es danach sehr
weh tun muß. Natürlich fällt auch der kleine Neurodermitiker auf –
und so fühlt er sich: auffällig, gehemmt, unfrei und seine Eltern mit
ihm. Weil sie oft der Haut wegen angesprochen werden, weil das Kind
sich nicht so ausgelassen bewegen kann wie seine Altersgenossen, weil
es viel zu oft nicht tun kann, was es tun möchte.
Neurodermitis bedeutet auch Enttäuschung nach fehlgeschlagenen
Therapieversuchen und Hoffnung auf einen Erfolg der nächsten
Behandlung. Viele Familien haben auf der Suche nach Hilfe eine
regelrechte Odyssee hinter sich – vom Kinderarzt zum Hautarzt, zum
Heilpraktiker, Akupunkteur, Naturheilkundler. Dabei leiden nicht nur
die Kinder, sondern auch ihre Eltern und Geschwister.
Mit diesem Ratgeber möchte ich Ihnen helfen, die Neurodermitis Ihres
Kindes als das zu verstehen, was sie ist: eine individuelle Erkrankung,
ausgelöst und aufrechterhalten von vielen Faktoren – unverträglichen
Lebensmitteln, Schadstoffen in Wohnung, Kleidung, Umwelt, Medikamenten, Reizüberflutung und nicht zuletzt alltäglichen Belastungen in
den Beziehungen zu Eltern, Geschwistern, Freunden.
Vor allem aber gebe ich Ihnen Empfehlungen für Ihren Alltag. Ich
mache Sie aufmerksam auf das, was im Umfeld Ihres Kindes, für Kindergarten und Schule zu beachten ist, helfe Ihnen herauszufinden, welche Lebensmittel Ihr Kind verträgt, möchte Sie ermutigen, nach jenen
Faktoren zu suchen, die einen akuten Schub bei ihm auslösen.
Dieser Ratgeber spiegelt meine Erfahrungen aus dem »Schwelmer Modell« (Seite 28), dem Therapiezentrum für Neurodermitis, in dem wir
seit Jahren Kindern und Erwachsenen helfen. Wichtig ist uns, daß jeder
seinen eigenen Zugang zur Krankheit findet, deren Besonderheiten
kennenlernt und für sich, für sein Krank- und sein Gesundsein die
Verantwortung übernimmt. Unsere Erfahrungen gebe ich an Sie weiter
– in der Hoffnung, daß sie Ihnen und Ihrem Kind eine Hilfe sind.
Dieses Buch ist meiner Tochter Frauke in Liebe gewidmet. Ohne sie
wäre das Thema Neurodermitis für uns wohl ohne Bedeutung geblie-
ben. Sie hat unseren Weg mit entdeckt.

Mechthild Hellermann

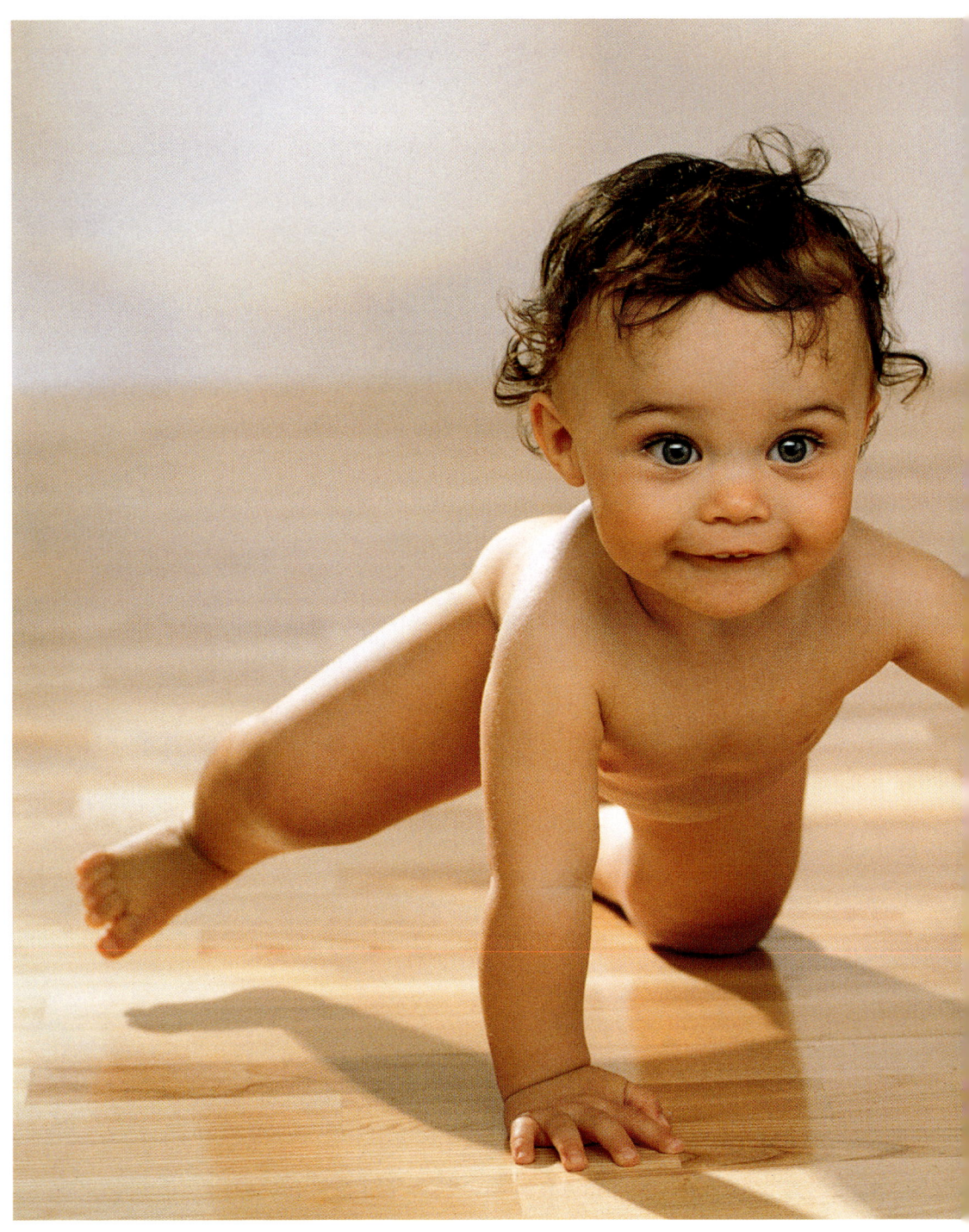

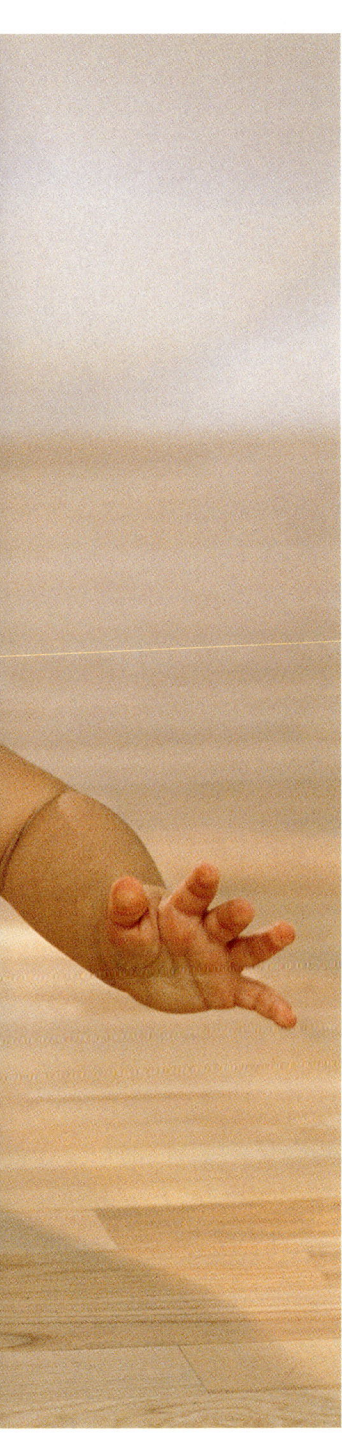

Über die Krankheit

Die häufigste allergische (atopische) Erkrankung bei Kleinkindern ist die Neuro-dermitis mit dem typischen, oft unerträglichen Juckreiz. Zur Entstehung tragen viele Faktoren bei: Veranlagung, Allergene in Nahrung oder Umwelt, auch psychische Ein-flüsse. Ihr Zusammenwirken wird im »Schwelmer Modell« berücksichtigt, einer ganzheit-lichen, ambulanten Therapie. Die aktive Mitarbeit der Eltern ist dabei genauso wichtig wie die Betreuung durch Therapeuten.

Die Krankheit läßt sich am besten behandeln, wenn Ur-sachen und Auslöser erkannt sind, zum Beispiel mit Hilfe von Blut- oder Hauttests und durch systematisches Erpro-ben der Verträglichkeit von Lebensmitteln. Medikamente und Hilfen lindern die Sym-ptome, unterstützend wirken Naturheilmittel.

Neurodermitis – was ist das?

Dem Neurodermitiker sieht man meist bereits auf den ersten Blick seine Hauterkrankung an. Die Kinder wirken dünnhäutig, so als müßten sie ein dickeres Fell bekommen. Von anderen Hauterkrankungen unterscheiden die Neurodermitis einige typische Anzeichen, die aber nicht alle gleichzeitig vorhanden sein müssen:

An diesen Stellen verändert sich die Haut: Gesicht, Hals und Gelenkbeugen.

● Das übelste Symptom ist der intensive Juckreiz. Die kleinen Patienten leiden unter regelrechten Juckkrisen, können nicht schlafen und finden oft genug nicht einmal Ruhe zum Spielen. Die Kinder wirken in ihrem Verhalten ständig angespannt, erregt und unzufrieden.

Typische Symptome

● Bei Säuglingen treten Rötungen, Schwellungen und nasse Stellen vorwiegend an Gesicht und Hals sowie an Armen und Beinen auf. Bei Kindern im Kindergartenalter zeigt sich die Neurodermitis mehr und mehr als Beugenekzem, also hauptsächlich in den Ellbeugen und Kniekehlen, an Nacken und Hals und an den Handgelenken. Um den Mund herum bilden sich oft neurodermitische Hautveränderungen (Leckekzem). Ohrläppchen und Mundwinkel haben Risse, Finger, Handteller und Füße Bläschen. Die Haut ist insgesamt sehr trocken, sie ist überempfindlich und hyperreagibel, das heißt zu besonders heftigen Veränderungen besonders leicht bereit.

Trockene, empfindliche Haut

● Typisch sind eine doppelte Unterlidfalte und eine auffällige Verdünnung der Augenbrauen nach außen.

● Die kranke Haut erwidert mechanische Reize anders als gesunde: Auf einen Ratsch mit dem Fingernagel entlang des Unterarms etwa reagiert sie nicht mit einem roten Strich, sondern mit einer meist aufgewölbten weißen Linie (weiße Dermographie).

● Das Ekzem tritt in Schüben auf, die mal stärker und mal schwächer sind; charakteristisch ist der chronische Verlauf der Krankheit. Oft gibt es in der Familie Allergien und das Kind hatte im Säuglingsalter Milchschorf (Seite 14).

Kratzspuren mit Folgen

Bei Kindern ist die Haut oft großflächig gerötet, entzündet und durch das Kratzen verletzt. Wenn die akuten Erscheinungen der Neurodermitis abklingen, bilden sich große harte Krusten und Schuppen, die jucken und die Beweglichkeit stark einschränken. Die Haut fühlt sich an wie »zu klein« für den Körper. Sie verliert ihre Elastizität. Die starke Schuppung ist häufig noch offensichtlicher als die akuten Rötungen, die Haut wirkt zu dick, wie ein Panzer, und unnatürlich weiß. In solchen Phasen ist sie so trocken, daß sie bei jeder kleinsten Bewegung aufzuplatzen und zu reißen droht – oft genug tut sie das auch.

Gefahr der Infektion Vor allem am Kopf ist die Haut kaum geschützt und daher an den nassen Stellen besonders empfänglich für jede Art von Mikroorganismen wie Bakterien, Viren und Pilze. Solche Superinfektionen sind durchaus nicht harmlos und erfordern oft den Einsatz spezieller Medikamente (antibiotische Salben, Antibiotika, Virustatika, Antimykotika). Besonders gefürchtet sind Herpesinfektionen, die als Lippenbläschen oder als Ekzema herpeticatum am ganzen Körper auftreten.

Wie kommt es zur Neurodermitis?

Sicher gibt es eine ererbte Veranlagung für Neurodermitis – auch wenn dies in der Krankheitsgeschichte der Familie nicht auf Anhieb ersichtlich ist. Heute sind sich die meisten Fachleute einig, daß zu dieser Krankheit viele verschiedene Faktoren als Ursachen und Auslöser bei- **Viele Faktoren als** tragen und sie verstärken. Da diese Einflüsse sich von Zeit zu Zeit än- **Ursachen** dern, verläuft die Neurodermitis in Schüben. Die körperliche Veranla- **und Aus-** gung zu einer Überempfindlichkeit der Haut, die ererbte Neigung zur **löser** Andersreaktion, psychische Faktoren, das soziale Umfeld und die Umwelt mit all ihren Belastungen beeinflussen einander wechselseitig.

Die Vielzahl der Faktoren macht die Behandlung schwierig. Aber darin liegt auch die Hoffnung, Zugang zu finden, etwas beeinflussen und **Die Mühe** verändern zu können und der Krankheit nicht hilflos ausgeliefert zu **lohnt sich** sein. Eine Behandlung erfordert zwar viel Anstrengung und Mühe, lohnt sich aber: Bei Erfolg kann sie nicht nur die Hauterkrankung lindern und im besten Fall sogar heilen, sondern auch einer Verlagerung der Krankheit auf andere Organe vorbeugen, zum Beispiel auf die Schleimhaut (Asthma, allergischer Schnupfen).

Krankheit mit vielen Namen

Atopisches Ekzem, atopische Dermatitis, Neurodermitis, endogenes Ekzem – die verschiedenen Namen machen deutlich, daß die Krankheit unterschiedlich verstanden wird:
Atopie bedeutet erbliche Veranlagung zum Anders-Reagieren: Körper und Immunsystem neigen zu überschießenden Reaktionen, wie sie bei Allergien oder Pseudoallergien vorkommen (Seite 12). Dermatitis weist auf die Reaktionsweise hin, nämlich in Form von entzündlichen Hautveränderungen. Neurodermitis macht deutlich, daß bei diesen Hautveränderungen auch die Nerven und die Psyche beteiligt sind. Endogen steht für »von innen kommend«, betont also ebenfalls den ganzheitlichen Ansatz im Verständnis der Krankheit.

Allergie – wenn der Körper verrückt spielt

Eine Allergie ist die übertrieben heftige Reaktion des Immunsystems auf den Kontakt mit einem Stoff – das Immunsystem stuft eine an sich harmlose Substanz als »Feind« ein, sie wird zum individuellen Allergen oder Antigen (Grafik). Wenn unser Abwehrsystem mit einem Stoff Kontakt hatte, den es (auch fälschlicherweise) als krankmachend, also »abwehrbedürftig« erkannt hat, bildet es in verschiedenen Zellen Ab-

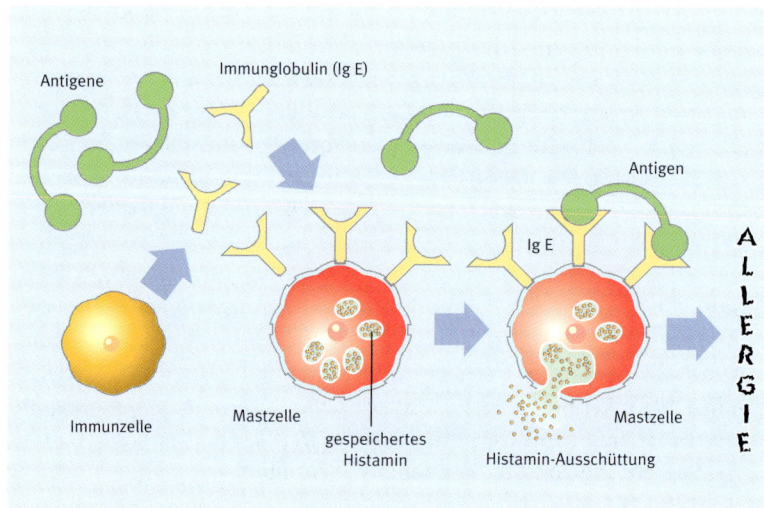

Bei Kontakt: Antigene dringen in den Körper ein, Immunzellen bilden Immunglobuline, das IgE lagert sich den Mastzellen an.

Beim nächsten Kontakt: Die Mastzellen fangen »ihre« Antigene ab, schütten Histamin aus – beim Allergiker ungebremst.

Antigene

Immunglobulin (Ig E)

Antigen

Ig E

Immunzelle

Mastzelle

gespeichertes Histamin

Histamin-Ausschüttung

Mastzelle

A L L E R G I E

wehrstoffe, insbesondere Immunglobuline der Klasse E (IgE), die sich auf der Oberfläche bestimmter Zellen, der Mastzellen, ansiedeln. Damit hat die Sensibilisierung auf dieses Allergen stattgefunden.

Beim nächsten Kontakt mit dem gleichen Allergen verbindet es sich mit den Abwehrstoffen der Mastzellen, die daraufhin ihren gesamten Inhalt ausschütten: verschiedene Botenstoffe, die Entzündungssymptome, Schwellungen der Schleimhaut und vermehrte Schleimproduktion verursachen und die Fremdstoffe unschädlich machen. Einer dieser Botenstoffe ist das Histamin, das insbesondere auch den Juckreiz auslöst. Dieser Vorgang ist bei einem wirklich krankmachenden Stoff äußerst sinnvoll und schützt uns vor Krankheit. Bei einem Allergiker vollzieht er sich unsinnigerweise auch bei einem eigentlich nicht krankmachenden Stoff.

Histamin – Botenstoff mit stimulierender Wirkung

So äußert sich eine Allergie

Die Palette der allergischen Erkrankungen reicht vom Asthma über den allergischen Schnupfen, von Ekzemen bis zu Quaddeln auf der Haut, von Magen-Darm-Beschwerden (Krämpfe, Durchfall, Verstopfung) über Migräne bis hin zu Verhaltensauffälligkeiten wie Überaktivität und Übermotorik oder auch Schlaffheit, Antriebslosigkeit und Müdigkeit. Manche Allergiker leiden unter mehreren Symptomen gleichzeitig oder abwechselnd, oder sie reagieren auf bestimmte Allergene mit dem einen Symptom und auf andere mit einem anderen.

Unterschiedliche und doch verwandte Symptome

Der Schweregrad einer Allergie hängt ab von der Reaktionslage des Patienten. Sie kann zu unterschiedlichen Zeiten durchaus verschieden ausgeprägt sein und wird zum Beispiel von der Psyche, dem Zustand des Immunsystems und der allergenen Potenz der einzelnen Fremdstoffe beeinflußt. Die allergischen Reaktionen können kaum wahrnehmbar bis lebensbedrohlich sein (Kasten), sie treten sofort oder auch erst nach Tagen auf.

Verschieden schwere Reaktionen

WICHTIG

Zum Glück sind allergische Schockreaktionen (anaphylaktischer Schock) sehr selten. Eltern eines Allergikers sollten aber ihre Gefährlichkeit kennen und über Sofortmaßnahmen informiert sein. Lassen Sie sich von Ihrem Arzt darüber aufklären; für den Notfall wird er Ihrem Kind Medikamente verschreiben.

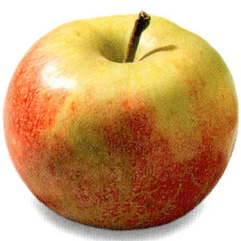

Kreuzallergie – »Verwandtschaft« unter den Allergenen

Bestimmte Allergene sind miteinander »verwandt«. Dies hat nicht unbedingt mit der Herkunft der Stoffe zu tun, etwa Pflanzen aus der gleichen Pflanzengruppe, sondern eher mit der Eiweißstruktur der Stoffe. Solche Kreuzallergien, bei denen auch verwandte Allergene eine Reaktion auslösen, sind kein »Muß«; Sie sollten Ihr Kind aber daraufhin beobachten:

Rohe Äpfel werden oft nicht vertragen.

- Viele Getreidepollenallergiker reagieren auch auf Mehle,
- Birkenpollenallergiker auf rohe Äpfel und anderes Kernobst,
- Latexallergiker auf Banane, Mango, Avocado oder den Kontakt mit der Birkenfeige (Ficus benjamina).
- Sojaallergiker reagieren oft auch auf Erdnüsse,
- Hühnerei-Allergiker auf Hausstaubmilben und Vogelfedern oder Geflügelfleisch.

Das Allergen der Erdnüsse ist mit Sojaeiweiß »verwandt«.

Pseudoallergien oder Unverträglichkeiten

Wenn der Körper schon beim ersten Kontakt mit einem Fremdstoff die beschriebenen Symptome zeigt, spricht man von einer Pseudoallergie oder Unverträglichkeit. Für den Patienten sieht es aus wie eine Allergie, die immunologischen Abläufe im Körper sind aber anders und lassen sich weder in Blut- noch Hauttests (Seite 18) nachweisen. Symptome zeigen sich nur im Provokationstest (unten). Wohlgemerkt: Es handelt sich hierbei nicht um eingebildete Krankheiten, die Reaktionen finden vielmehr tatsächlich statt und können genauso heftig werden wie die allergischen, sind aber mit den bisher bekannten Allergietests nicht meßbar. Solche Unverträglichkeitsreaktionen kann es auf alle Stoffe geben, auch wenn Lebensmittelzusatzstoffe, Medikamente und Chemikalien immer an erster Stelle genannt werden.

Provokations- und Verträglichkeitstest

So finden Sie die unverträglichen Stoffe

Unverträgliche Stoffe herauszufinden, ist oft eine Sisyphusarbeit, die von Eltern und Kind viel Geduld und eine gute Beobachtungsgabe erfordert. Zunächst muß der Stoff, der geprüft werden soll, für einen Zeitraum von mindestens 10 bis 14 Tagen streng gemieden werden.

Nur nach einer solchen Karenz und wenn (eventuell sogar länger) symptomunterdrückende Medikamente nicht gegeben werden, ist das Ergebnis als zuverlässig anzunehmen. Dann erfolgt der Kontakt oder die Aufnahme des zu testenden Stoffes, und die Reaktionen des Körpers werden beobachtet. Will man ein positives Testergebnis erzielen, also einen verdächtigen Stoff als Auslöser der Symptome bestätigen, sprechen wir von einem Provokationstest. Das gleiche Testverfahren zum Beleg der Verträglichkeit eines unverdächtigen Stoffes nennen wir Verträglichkeitstest (Seite 57).

Test nach zwei-wöchiger Karenz

Sicher ist es nicht einfach, eine Karenz medikamentenfrei einzuhalten. Manchmal muß man die Zeit oder den Ort dafür sehr bewußt wählen (Pollen, Tierhaare, Nahrungsmittel) und manchmal ist eine absolute Karenz auch nicht möglich (Hausstaubmilben, Schimmelpilze). Immer ist ein systematisches und kontrolliertes Vorgehen erforderlich, das nur unter ärztlicher Leitung gewährleistet ist.

Allergien ändern sich im Laufe des Lebens

Wissenschaftliche Untersuchungen zeigen, daß die Neurodermitis besonders häufig im Kleinkindalter vorkommt, vom 6. bis 7. Lebensjahr an dagegen nehmen die asthmatischen Erkrankungen zu. Bei etwa 50 Prozent der neurodermitiskranken Kinder verlagert sich die Krankheit: Die Symptome wechseln vom atopischen Ekzem zum Asthma (»Etagenwechsel«). Nicht umsonst wurde bereits vor hundert Jahren von der Neurodermitis als »Hautasthma« gesprochen. Leider erleben wir oft auch, daß die Symptome mehr und stärker werden, wenn die Kinder an beiden Krankheiten leiden.

Jeder zweite kleine Neuro-dermitiker bekommt später Asthma

Wurde bei Ihrem Kind eine Allergie oder eine Pseudoallergie festgestellt, so bedeutet dies nicht ein lebenslanges unveränderliches Schicksal. Zum Glück verlieren die Patienten manche allergische oder Unverträglichkeitsreaktion im Laufe einiger Jahre. Wir setzen deshalb auf eine Karenzzeit von ein- bis eineinhalb Jahren, bevor wir erneut die Verträglichkeit eines Stoffes prüfen. So schützen wir den Patienten vor möglicherweise heftigen Reaktionen und können hoffen, daß das Immunsystem die Unverträglichkeit »vergessen« hat. Darin sehen wir auch eine Chance, eine Symptomverschiebung verhindern zu können.

Ab-nehmende Reaktionen

Was löst die Krankheit aus?

Bei den meisten Kindern ist die Neurodermitis nicht vom Tag der Geburt an zu erkennen. Vielleicht hat das Neugeborene eine empfindliche Haut. Das erste Anzeichen der Entwicklung eines atopischen Ekzems ist oft der Milchschorf (Kasten). Der Schorf wird immer dicker, der Haarwuchs behindert, die Ablagerungen beginnen zu jucken. So lernen schon sehr junge Säuglinge, sich gezielt zu kratzen oder durch Scheuern und Reiben des Kopfes den Juckreiz zu beantworten. Die meisten Kinder wirken unruhig, weinerlich und machen einen ausgesprochen unzufriedenen Eindruck. Die Entwicklung zur Neurodermitis kann also sehr allmählich in den ersten Lebensmonaten erfolgen.

Empfindliche Haut

Manchmal jedoch entwickelt sich die Krankheit sprunghaft. Gründe hierfür können Überforderungen oder Reizüberflutungen sein, durch Mehrfachimpfungen, ein zu vielfältiges Nahrungsmittelangebot in zu jungem Lebensalter, zu unruhige Lebensumstände oder Kleidung, die die Haut reizt. Sicher, viele Säuglinge kommen damit bestens zurecht, aber das hautempfindliche Kind reagiert offenbar anders, eben empfindlicher. Wird diese Neigung nicht rechtzeitig als Gefahr erkannt, kommt es zum ersten Auftreten der Krankheit, zum ersten Schub. Damit ist oft der Bann gebrochen und die Ekzemneigung bleibt.

Viel Trubel, häufige Reisen und stoffliche Reize können belasten

Milchschorf und Babyakne

Milchschorf ist eine Verschorfung der Kopfhaut, das Ekzem sieht aus wie übergekochte abgestandene Milch. Keinesfalls weist der Name auf eine Unverträglichkeit von Milch hin. Sollte die juckende Kopfhaut Ihr Baby stören, können Sie den Schorf mit einem Öl leicht einreiben und danach vorsichtig auskämmen. Wenn Sie den Kopf anschließend lauwarm mit einem verträglichen und milden Shampoo waschen, sieht der Säugling wieder richtig hübsch aus.

Hat ein atopisch vorbelasteter Säugling bereits in den ersten Lebensmonaten Milchschorf, so besteht immer die Gefahr, daß sich eine allergische Krankheit entwickelt – Asthma, Neurodermitis oder allergischer Schnupfen. Aber nicht jeder Milchschorf führt zu einer solchen Erkrankung. Geraten Sie also bitte nicht sofort in Panik, wenn Ihr Kind Milchschorf bekommt. Ähnliches gilt für die häufig auftretende Babyakne. Es gibt durchaus pustelige Rötungen überwiegend im Gesicht des Kindes, die nicht Vorboten einer Neurodermitis sind; sie haben oft eine hormonelle Ursache. Allerdings spricht mancher Kinderarzt auch von Babyakne, um »Neurodermitis« noch nicht zu nennen und so Eltern nicht vorzeitig zu beunruhigen. Auch hier gilt es also, sich um Gelassenheit zu bemühen.

Das Risiko abschätzen

Das Allergie-Risiko eines Kindes

Weder Vater noch Mutter allergisch	**5-15%**
Vater oder Mutter, Schwester oder Bruder allergisch	**40-50%**
Vater und Mutter allergisch	**60-70%**

10% 20% 30% 40% 50% 60% 70% 80% 90% 100%

Ist Neurodermitis vorhersehbar?

Inzwischen ist wissenschaftlich nachgewiesen, daß es immer mehr Neurodermitis-Erkrankungen im frühen Kindesalter gibt. Gleichzeitig nimmt die Zahl der atopischen Eltern zu. Die Erbanlagen spielen eine Rolle: Wenn ein Baby in eine allergische Familie hineingeboren wird, hat es ein erhöhtes Risiko, ebenfalls an einer Atopie zu erkranken (Grafik).

Erblich belastete Kinder haben ein erhöhtes Allergierisiko.

Ob man schon in der Schwangerschaft vorbeugen kann, ist umstritten. Eine bewußte Lebensführung und Entspannung tun der werdenden Mutter und dem Ungeborenen sicher gut, aber ob das die Entwicklung von Atopien und Neurodermitis verhindern kann, wird eher bezweifelt. Wir meinen allerdings, daß eine zu große Zufuhr an hochpotenten Allergenen in der Nahrung oder in der Raumluft dem Kind schon im Mutterleib schaden kann.

Empfehlungen für Schwangerschaft und Stillzeit

● Achten Sie auf eine allergen- und reizstoffarme Ernährung (Seite 55). Schwangere Frauen können dabei etwas großzügiger in der Durchführung sein, das heißt, sie brauchen eine absolute Karenz für die hochpotent allergenen Lebensmittel nicht einzuhalten. Essen Sie, was Ihnen schmeckt, achten Sie auf viel Abwechslung, und nehmen Sie von den häufig unverträglichen Lebensmitteln eine breite Palette zu sich: zum Beispiel Milch und Quark von der Kuh, Käse und Joghurt von Schaf oder Ziege. Oder: Ab und zu ein mit Ei gebackener Kuchen wird nicht schaden, aber immer wieder ein Frühstücksei oder eihaltige Speisen können allein durch die Menge Probleme beim Kind begünstigen.

Abwechslungsreiche Kost

● Stillen ist zur Vorbeugung geeignet, wenn die Mutter allergenarm ißt (Seite 55). Wenn Ihr Kind ein halbes Jahr alt ist, können Sie mit Beikost beginnen, aber lassen Sie sich zum Abstillen Zeit (Seite 60).
● Sorgen Sie für eine möglichst reine Raumluft (Seite 33, 41).
● Eine schonende Hautpflege (Seite 47) und reizstoffarme Kleidung (Seite 45) kann die empfindliche Kinderhaut in den kritischen ersten beiden Lebensjahren Ihres Kindes schützen und der Entstehung der Krankheit vorbeugen.

Belastungen gering halten

In der ärztlichen Praxis

Die meisten Neurodermitisfälle bei Kindern beginnen nicht dramatisch. Rötungen, Flecken und schuppige Stellen, mal sichtbar, mal nur
tastbar, entwickeln sich allmählich. Irgendwann spricht der Arzt mit
den Eltern über das Thema Haut, empfiehlt möglicherweise eine besondere Pflege mit bestimmten Mitteln. Oft hat er bis dahin das Wort
»Neurodermitis« noch nicht ausgesprochen. Den Eltern wird deutlich,
da ist was mit der Haut. Das sehen sie ja auch. Schließlich sprechen sie
ihre Befürchtungen aus und fragen nach. Je nach Schweregrad wird der
Arzt die Krankheit früher oder später benennen.

Wenn sich die Krankheit zeigt

Wenn Ihr Kind Neurodermitis hat, wird der Arzt irgendwann Allergietests vorschlagen (Seite 18). Vielleicht spricht er über allergenentlasten-
de Maßnahmen in der Wohnung und eine Reduzierung der Milbenbe-
lastung (Seite 33), die immer zu empfehlen ist. Vielleicht auch empfiehlt er eine Diät; zu warnen ist allerdings vor irgendwelchen Pau-
schaldiäten, die keine individuellen Gegebenheiten berücksichtigen.
Wenn es Hinweise auf Unverträglichkeiten gibt, sollten die entspre-
chenden Lebensmittel individuell herausgefunden und dann gemieden
werden (Seite 54). Fast immer
wird der Arzt eine Behandlung
der Haut mit Salben, Cremes und
Bädern erwägen.

Ob mit oder ohne Wirkstoff – Ihr Kind sollte das Eincremen genießen.

Hilfreiche Maßnahmen

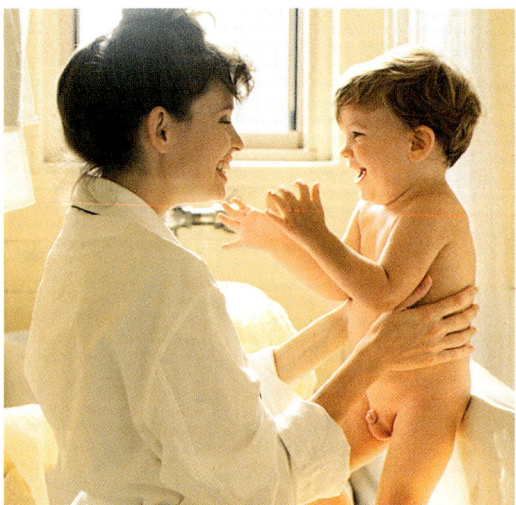

Stufendiagnostik bei Allergien

Das Herausfinden der Allergene
erfolgt in mehreren Schritten:
- genaue Anamnese
- eventuell Hauttests (Seite 18)
- Bluttests (Seite 18)
- Karenz – weitgehendes Meiden
der Allergene
- Provokations- beziehungsweise
Verträglichkeitstest (Seite 12).

Cortison – ein zweischneidiges Schwert

Bei Entzündungen
Das wirksamste entzündungsreduzierende Mittel ist das Cortison, angeboten als Creme, Salbe, Tablette oder Injektion. Seine hohe Wirksamkeit läßt manchmal die unerwünschten Nebenwirkungen vergessen. Einige sind sichtbar: Die Haut zeigt unnatürliche Verfärbungen oder Dehnungsstreifen, sie wird im Laufe der Zeit entweder immer dicker, panzerartig wie eine Elefantenhaut, oder sie wird dünn (atrophisch). Bei längerem Cortisongebrauch kann die Haut so dünn werden, daß sie leicht reißt und zum Beispiel eine Verletzungswunde nicht mehr genäht werden kann.

Gefährliche Nebenwirkungen
Welche Nebenwirkungen auftreten, hängt ab von der Stärke des Präparates, der Dauer der Anwendung und der Dosierung. Auch niedrig dosiert kann es nach ausreichend langer Anwendung von Cortison zu Wassereinlagerungen im Gewebe, Nieren- und Leberschädigungen kommen.

Vorsicht vor Mißbrauch

Der Arzt wird immer eine Intervall-Therapie empfehlen. Wenn aber die beschwerdefreien oder erträglichen Intervalle immer seltener und kürzer werden, ist natürlich die Gefahr des anhaltenden Gebrauchs bei einer chronischen Hauterkrankung fast programmiert. Auch der Hinweis, die Cortisoncreme nicht im Gesicht anzuwenden (weil hier die Haut besonders dünn, durchlässig und empfindlich ist), überfordert oft die Disziplin von Eltern und Kindern. Denn wo stört die Neurodermitis am meisten? Eben dort, wo sie am schlechtesten zu »verstecken« ist und jeder die Flecken sehen kann.

Keine dauerhafte Anwendung

Medikament für den Notfall
Cortisonhaltige Mittel helfen in der Regel sehr schnell. Deshalb haben sie durchaus ihren Wert. Aber auch wenn sich die Nebenwirkungen dank moderner Produkte und neuer Einsatzweisen verringert haben, muß der Einsatz solcher Medikamente sehr überlegt werden, und sie sollten nicht auf Dauer angewandt werden.

Die Eltern kennen es: Kaum wird die entzündungsreduzierende Salbe abgesetzt, erscheint das Ekzem wieder und meist heftiger als vorher – ein Teufelskreis.

Medikamente gegen den Juckreiz

Zur Linderung des Juckreizes gibt es Cremes mit juckreizstillenden Inhaltsstoffen oder Schüttelmixturen und Lotionen mit entzündungshemmenden oder die Haut oberflächlich betäubenden Wirkstoffen (Übersicht Seite 90). Es gibt auch Tropfen, die schon kleinen Kindern verabreicht werden dürfen. Sie machen allerdings müde – bei Schlafstörungen ein durchaus gewünschter Nebeneffekt. Leider sind auch diese Lösungen nur für kurze Phasen geeignet, da der Körper sich daran gewöhnt, es möglicherweise sogar zu Abhängigkeiten kommt.

Äußerliche oder innerliche Anwendung

Allergietests

Hauttests und Blutuntersuchungen werden für alle Allergenarten angeboten (Pollen, Tierhaare, Schimmelpilze, Hausstaubmilben, Nahrungsmittel). Bei sehr kleinen Kindern oder bei schweren Neurodermitiszuständen können möglicherweise nicht alle Schritte der üblichen Stufendiagnostik (Seite 16) durchgeführt werden. Insbesondere bei den Hauttests müssen Arzt und Eltern gemeinsam entscheiden, ob sie sie dem Kind zumuten können. Denn das Kind muß sich danach einige Zeit ruhig verhalten, damit die Testlösungen sich nicht verwischen, auch können die Hautreaktionen länger anhalten und zu Juckreiz oder Quaddeln führen.

Pflastertest – nur in schubfreien Phasen.

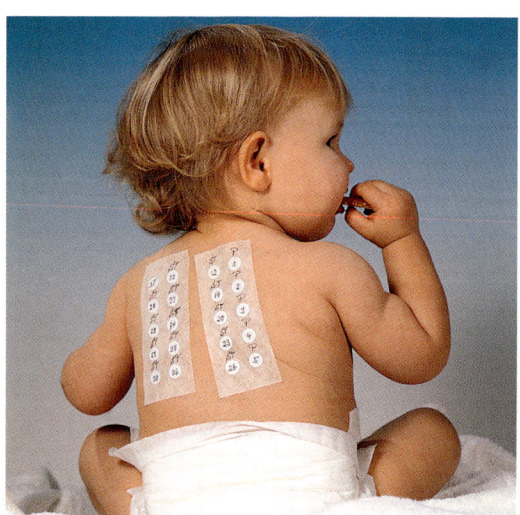

● Bei **Intrakutantests** wird das Allergen in die oberste Hautschicht gespritzt.
● Bei **Prick**- oder **Scratchtests** träufelt man das Allergen auf die Haut auf und ritzt sie anschließend leicht ein.
● Bei **Reibtests** wird das Allergen sanft in die Haut eingerieben.
● Bei **Pflastertests** werden allergenhaltige Pflaster auf die Haut geklebt.
● Der **Gesamt IgE-Wert** im Blut gibt die Zahl der Immunglobuline

Verschiedene Hauttests

der Klasse E (Seite 10) an, die bei häufigen allergischen Prozessen im Blut vermehrt gebildet werden.

● Im **Radio-Allergo-Sorbent-Test** (RAST) werden Blutserum und ausgewählte Allergene miteinander in Verbindung gebracht und die Antikörper im Serum gezählt. Die Ergebnisse werden in RAST-Klassen ausgedrückt; einige Verfahren unterscheiden 4, andere 6 Klassen. Klasse »0« bedeutet, daß keine Antikörper gegen einen Stoff gezählt wurden, also kein Hinweis auf eine allergische Reaktion gegeben ist. Bei Klasse »3« und höher wird von stark positiven Reaktionen ausgegangen. **Tests am Blutserum**

● Im **Immuno-** oder **Westernblot** sehen wir eine sensitivere Form von Bluttests. Er ist bei Nahrungsmitteln zu bevorzugen, vor allem aber bei sehr kleinen Kindern, bei denen der RAST keine sehr hohe Zuverlässigkeit bietet. Wie beim RAST werden Antikörperverbindungen im Blutserum gemessen. Die Aussagefähigkeit dieses neueren Verfahrens konnte noch nicht eindeutig wissenschaftlich belegt werden. **Auch für Säuglinge**

▶ Allergietests sollten Sie ausschließlich von einem allergologisch erfahrenen Arzt durchführen lassen. Es gibt Haut- und Kinderärzte und auch Internisten, die gleichzeitig Allergologen sind. Noch wichtiger als die Praxisbeschilderung ist sicher die Erfahrung des Arztes.

> **WICHTIG**
> Für alle genannten Testverfahren gilt: Ein Test ist ein Hinweis, keinesfalls der Beweis für eine Allergie. Es gibt falsch positive und auch falsch negative Testergebnisse. Auch bei negativen Testergebnissen kann es zu heftigen, sogar schockartigen (anaphylaktischen) und lebensbedrohlichen körperlichen Reaktionen kommen.

Vorsicht mit alternativen Testmethoden

Immer wieder kommen Eltern und Patienten zu uns mit Testergebnissen, die durch den Cytotest, durch Pendeln, Bioresonanz oder Kinesiologie ermittelt wurden. Bei der Betrachtung dieser vielen Testergebnisse fällt mir auf, daß immer wieder die gleichen Allergene ermittelt werden, nämlich solche, von denen wir alle wissen, daß sie relativ häufig zu Reaktionen führen. So gut wie nie aber sehe ich in der oft langen Liste der angeblich unverträglichen Lebensmittel Hinweise auf individuelle Allergene wie etwa Blumenkohl, Reis, Kartoffel oder Heidelbeere, was jedoch nach unserer Beobachtung durchaus vorkommen kann. **Fragwürdige Ergebnisse**

Auch gibt es Fälle, in denen angeblich verträgliche Lebensmittel zu dramatischen Schockreaktionen geführt haben. Ich warne davor, sich auf solche Tests zu verlassen. Sie sind mindestens ebenso nur Hinweise auf Unverträglichkeiten wie die wissenschaftlich belegten Verfahren. Alle wissenschaftlichen Studien, die zu solchen Testmethoden inzwischen durchgeführt wurden, belegen eine Trefferquote, die der Zufälligkeit des Würfelns entspricht. Diese Methoden werden auch nicht dadurch zuverlässiger, daß sie ein Arzt anwendet.

Fragen Sie Experten Wenn Sie unsicher sind, sprechen Sie doch auch mit Ihrer Krankenkasse. Die Kosten wissenschaftlich anerkannter und überprüfter Verfahren werden getragen und ihre Treffsicherheit und ihre Zuverlässigkeit sind sicher größer als die alternativer Testmethoden.

Darmsanierung

Der naturheilkundlich orientierte Arzt wird eventuell an eine Sanierung des Darms denken, vor allem wenn er Nahrungsmittel als Auslöser der Neurodermitis vermutet. Stuhluntersuchungen (lassen Sie drei Stühle in einer Woche untersuchen) können eine veränderte Darmflora oder gar eine übermäßige Pilzbesiedlung des Darmes nachweisen. Störungen treten häufig auf, wenn die Kinder Antibiotika nehmen mußten. In solchen Fällen ist die Darmsanierung sinnvoll und unproblematisch: Bei geeigneter, das heißt zuckerarmer, Nahrung werden physiologische Bakterienstämme (Probiotika) zugeführt. *Pilze schaden der Darmflora*

Zu Entzündungen der Darmschleimhaut kommt es vor allem bei allergischen Prozessen im Darm, die Schleimhaut schwillt an, die Oberfläche wird größer und die Durchlässigkeit der Darmschleimhaut ist damit erhöht. Große Eiweißmoleküle aus der Nahrung gelangen durch die Darmwand in den Blutkreislauf und werden vom Immunsystem als krankmachend angesehen und folglich bekämpft. Da das Immunsystem des Atopikers besonders aktiv ist und zu heftigen Reaktionen neigt, bilden sich Antikörper (Seite 10), die bei jedem neuen Kontakt mit dem gleichen Eiweißstoff wieder zur Verfügung stehen und die vermeintlichen »Krankheitserreger« abwehren. So zieht eine Allergie die andere nach sich. *Auswirkung auf das Immunsystem*

Ist die Darmflora wieder intakt, bietet die Schleimhaut einen ausreichenden Schutz; die Eiweiße der Lebensmittel werden nicht mehr als körperfremd und krankmachend identifiziert.

Homöopathie

Die Ähnlich-
keitsregel

Die klassische Homöopathie verfolgt den Weg, Ähnliches durch Ähnliches zu heilen. Durch die Gabe von in der Regel pflanzlichen Wirkstoffen, die bei einem Gesunden ähnliche Symptome auslösen, wie jene, an denen der Patient leidet, sollen die Selbstheilungskräfte des Körpers aktiviert werden. Der kranke Mensch wird als Ganzheit betrachtet und seine Konstitution berücksichtigt, um das geeignete Mittel in der geeigneten Dosierung zu finden. Im Vordergrund steht also nicht die Behandlung des Symptoms, das es zu beseitigen gilt, sondern das Symptom wird als »Sprache« des Körpers verstanden. Diese Sprache richtig zu erlernen und zu verstehen, ist die Kunst des erfahrenen Homöopathen.

Oft kommt es durch homöopathische Heilmittel zunächst zu einer Verschlechterung der Symptome. Das wird als Zeichen der Wirksamkeit verstanden. Ob als Streukügelchen, Tropfen, Verreibung, Tablette, Tinktur oder Lösung dargereicht – wichtig sind für den Homöopathen die Dosierungen, angegeben in Potenzen (D-Potenzen Verdünnung in Zehnerschritten, C-Potenzen in Hunderterschritten). Je höher die Potenzzahl ist, desto verdünnter ist der Wirkstoff. Natürlich kommt hier die Frage der eher naturwissenschaftlich orientierten Kritiker nach der Meßbarkeit des Wirkstoffes in einer Hochpotenz. Dennoch ist unübersehbar, daß es Menschen gibt, die auf diese Behandlungsform gut ansprechen. Bei anderen hingegen ist keine Wirkung erkennbar. Hier heißt es also: Der Versuch macht klug. Und: Wer heilt, hat Recht. In der Regel setzt die homöopathische Krankheitsbehandlung Geduld voraus. Wenn Sie sich dafür entscheiden, suchen Sie sich am besten einen Homöopathen, der mit Kindern Erfahrung hat (Adressen, Seite 93).

Homöo-
pathische
Heilmittel
wirken
ganzheitlich.

Lichtbehandlung

Nicht für
Kinder

In der UV-Therapie wird mit unterschiedlichen Lichtqualitäten bestrahlt, es gibt UV-A, UV-B, UV-A1 und Kaltlicht-Therapie. Für Kinder unter 10 Jahren – einige Dermatologen sprechen sogar von Kindern unter 14 Jahren – gelten diese Therapieformen als ungeeignet, ja sogar als gefährlich. Die Kinderhaut ist besonders empfindlich und jedes intensive Licht, auch zu starkes Sonnenlicht, kann die Entstehung von Hautkrebs fördern. Bisher gibt es keine Langzeiterfahrungen über die Auswirkungen von Lichttherapien bei Kindern. In einem Modellversuch zur Balneo-Foto-Therapie haben sich die Ärzte und Krankenkassen in Deutschland auf ein Mindestalter der Kinder von 10 Jahren verständigt.

Vorsicht vor starkem Sonnenlicht

Akupunktur und Akupressur

Immer wieder berichten Eltern, daß sie auch diese Form der Behandlung versucht haben. Inzwischen konnten Studien der Universitäten Kiel und Innsbruck belegen, daß die Akupunktur (wie Kinesiologie und Bioresonanz) nicht zu den seriösen Verfahren bei der Diagnose und Behandlung der Neurodermitis zu zählen sind. Auch wenn die klassische Akupunktur bei vielen Krankheiten – auch beim allergischen Asthma – gute Therapieerfolge zeigt, so gilt dies leider nicht für die Neurodermitis.

Akupunktur und Akupressur können sicher Körperfunktionen stimulieren, dadurch zur Entspannung beitragen und auch das Immunsystem positiv beeinflussen. Bei Kindern unter 8 bis 10 Jahren würde ich keinen Versuch mit Akupunktur machen, schon weil sie beim Nadelnsetzen und danach stillhalten müssen. Die Akupressur dagegen ist in sanfter Form auch bei Kindern anwendbar. Eltern können sich durch Therapeuten in die Fingerdruckmassage so einweisen lassen, daß sie einzelne Techniken allein zu Hause anwenden können (Adressen, Seite 93). Wenn Ihr kleiner Patient durch Akupressur Entspannung finden kann, ist dies ein guter Beitrag zur Gesundung. Die Irritationen des Immunsystems werden reduziert, und das allgemeine Wohlbefinden steigt.

Auch zur Selbstbehandlung

Erziehungsberatung und Psychotherapie

In schwierigen Fällen wird der Arzt auch eine Überlastung der Eltern erkennen. Wir alle haben ja schließlich nicht eine Ausbildung als Eltern genossen, um uns auf diesen »Beruf« vorzubereiten. Eine langfristige schwere Erkrankung des Kindes stellt nicht nur eine große Belastung,

Wenn die Krankheit belastet

sondern oft auch eine deutliche Überforderung der Eltern dar. Wir alle verlassen uns auf unser pädagogisches Naturtalent, wenn wir uns entschließen, Kinder zu bekommen. Bei einer schweren chronischen Neurodermitis reicht Naturtalent allein in der Regel nicht aus. Je nach Alter des Kindes sind professionelle Hilfen für die Eltern und das Kind erforderlich. Der Arzt empfiehlt und vermittelt eine Erziehungsberatung, eine professionelle pädagogische Begleitung der Eltern und sogar eine Psychotherapie oder Spieltherapie für das Kind (Kosten Seite 92).

Oft hilft eine pädagogische Beratung

■ Scheuen Sie sich nicht, solche Hilfen in Anspruch zu nehmen. Gönnen Sie Ihrem Kind und sich selbst diese Unterstützung in Zeiten der Ratlosigkeit und emotionalen Überlastung. Gelassenheit und Zuversicht, Ausgeglichenheit und Lebensfreude sind die besten »Medikamente« zur Gesundung, sie stellen sich aber in schwierigen Situationen nicht von allein wieder ein. Die wechselseitigen Bindungen zwischen dem Kind und seinen Eltern werden immer enger, gesundheitsfördernder Abstand fehlt und Überlastungsgefühle, Verzweiflung, Rat- und Hilflosigkeit wachsen. Spannung weitet sich aus und der Patient, der ja gelernt hat, auch bei Anspannung zu kratzen, wird dies verstärkt tun. Dieser Teufelskreis kann oft nur mit professioneller Hilfe verhindert oder durchbrochen werden.

Vergessen Sie nicht: Ihr Kind ist weit mehr als nur kranke Haut

Wie finde ich den richtigen Arzt?

Bereiten Sie Ihr Kind – soweit es sein Alter erlaubt – auf den Arztbesuch vor.

Diese wichtige Frage ist für viele Eltern die schwierigste. Sie suchen Vertrauen zu ihrem Arzt und haben doch oft das Gefühl, in ihren Sorgen nicht ernst genommen zu werden oder nicht ausreichend betreut zu sein. Sprechen Sie mit Ihrem Arzt darüber. Machen Sie Ihre Erwartungen deutlich. Oft ist das Verhältnis zwischen Eltern und Arzt gespannt, weil keiner Klarheit darüber herstellt, was erwartet wird und was wer auch leisten kann. Der Arzt möchte gute Betreuung bieten, er möchte helfen. Er nimmt auch selbstverständlich an, daß genau dies von ihm erwartet wird.
Wenn Eltern deutlich machen können, daß sie Neurodermitis komplex und ganzheitlich verstehen, dann ist es leichter, offen und gemeinsam darüber zu entscheiden, was der Arzt leisten kann und soll, was aber darüber

Das Gespräch suchen

hinaus an Hilfen nötig und möglich ist, und wo diese Hilfsangebote zu finden sind. Ist der Arzt an diesen Entscheidungen und Überlegungen beteiligt, wird er auch zur Zusammenarbeit bereit sein.

Wechseln Sie nicht vorschnell den Arzt

Eine erfolg-
reiche
Behandlung
braucht Zeit
und Geduld

Bedenken Sie: Auch der Arzt ist hilflos, wenn es um die individuellen Aspekte der Neurodermitis Ihres Kindes geht. Damit Eltern und Arzt gut zusammenarbeiten können, müssen beide sich Zeit nehmen für-einander und sich gegenseitig wirklich eine Chance geben. In jedem Arztwechsel steckt auch das Risiko des Unbekannten, Vertrauen muß neu aufgebaut werden, die Beziehung sich erst entwickeln. Neuroder-mitisbehandlung heißt immer, die individuellen Bedingungen zu er-gründen. Das braucht auch beim erfahrensten Arzt seine Zeit.

■ Der richtige Arzt zur Behandlung der Neurodermitis ist der, zu dem Sie persönlich und fachlich Vertrauen haben. Auch hier ist das Schild an der Praxistür weniger wichtig als Ihre Beziehung zu dem Menschen. Spätestens vom Schulkindalter an sollte Ihr Kind dabei ein Mitspra-cherecht haben. Zudem muß der Arzt die familiären Umstände kennen und einschätzen können, wie gut der Patient »mitspielt« und seinen Empfehlungen folgt. Ein Beispiel: Die Inhalation eines Pollenschutz-medikamentes über ein elektrisches Inhaliergerät dauert 10 bis 15 Mi-nuten und ist viermal täglich nötig. Die Benutzung desselben Medika-mentes per Dosieraerosol dauert nur wenige Sekunden. Dennoch hat das Inhaliergerät viele Vorteile (Inhalationstiefe, Einsetzbarkeit bei Kleinkindern und sogar Säuglingen). Wenn aber eine Mutter mit dem Kind ständig ums Inhalieren kämpfen muß, ist vielleicht das Dosier-aerosol in bestimmten Zeiten die bessere Alternative. Der richtige Arzt ist also der, der Mutter und Kind kennt und gleichzeitig allergologisch erfahren ist.

Eltern
und Kind
müssen
dem Arzt
vertrauen
können

Individuelle
Behandlung

Kuren für Eltern und Kind

Gerade bei der Neurodermitis muß die Familie lernen, den Alltag auch mit Krankheit zu bewältigen. Dennoch kann es sinnvoll sein, für eine gewisse Zeit einmal Pause vom Alltag und der Erkrankung zu machen und dabei zur Bewältigung der Krankheit etwas hinzuzulernen. Sich pflegen zu lassen, entlastet zu sein in der Pflege des Kindes, bestimmten Alltagsbelastungen zu entfliehen, »die Seele baumeln zu lassen« und auch ein wenig Abstand zu gewinnen – dies alles kann sehr hilfreich sein. Bei Neurodermitis übernehmen die Krankenkassen in den heute zur Regel gewordenen Abständen von drei Jahren die Kosten für ärztlich verordnete Kuren.

Ein Klimawechsel unterstützt die Kurwirkung. Der eine erlebt die Entlastung leichter an der See, der andere eher im Mittel- oder Hochgebirge. Für Kinder unter **Reizklima** 4 Jahren empfehle ich Kuren nur **nur für** in gemäßigtem Reizklima, zum **ältere** Beispiel an der Ostsee oder im **Kinder** Mittelgebirge. Ein intensiverer Reiz etwa an der Nordsee kann leicht zu starken Infekten der Atemwege führen, und da diese ohnehin empfindlich sind, besteht die Gefahr einer chronischen Bronchitis. Ob Kinder unter 2 Jahren »kurfähig« sind, ist umstritten. Meine Meinung ist, daß **Individuell** in diesem Alter eine Kur nicht all-**entscheiden** gemein zu empfehlen ist, es kann aber individuelle Gründe geben, die dafür sprechen. Eine Kur ist ja immer auch mit einem zeitweisen Verlassen einer möglicherweise belasteten Umgebung verbunden.

Spannender als jeder Sandkasten: Am Strand gibt es viel zu entdecken.

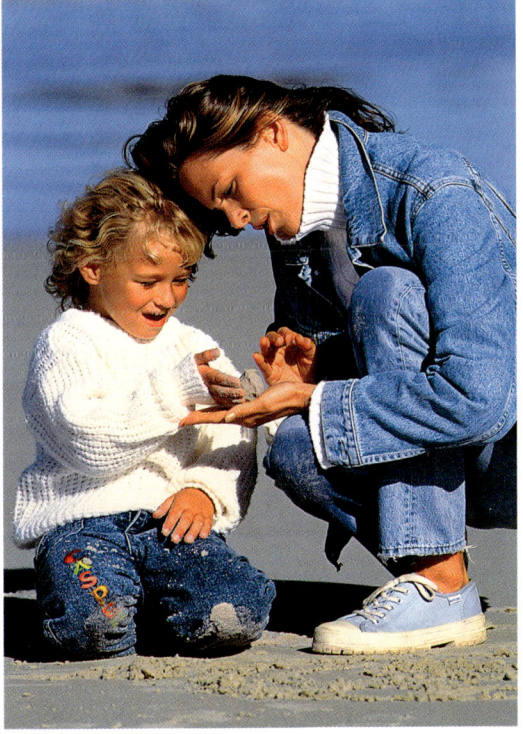

Damit die Kur mehr ist als eine Pause

● Es kann nicht genügen, wenn die Haut sich in der Kur bessert und bereits auf dem Heimweg der Juckreiz wieder beginnt. Damit der Erfolg anhalten kann, müssen Eltern und Kind die Chance haben, aus der stationären Maßnahme für den Alltag zu Hause etwas mitzunehmen. Vielleicht können Sie schon vor Antritt der Kur mit Ihrem Arzt und der Krankenkasse sprechen und Unterstützung bei der Rückkehr planen. Die begonnenen Schulungen, Entspannungsverfahren, Beratungen und Unterstützungen sollten zu Hause fortgesetzt werden können: Melden Sie sich und/oder Ihr Kind zu einem Entspannungskurs, vielleicht auch zu geeigneten Beratungen an. Überlegen Sie, wie Sie und Ihr Kind einen Teil der (hoffentlich in der Kur) erreichten Eigenständigkeit »konservieren« können. Suchen Sie sich jemanden, der bei drohender Überlastung zukünftig helfen wird. Vielleicht machen Sie eine Selbsthilfegruppe (Seite 29, Adressen Seite 93) in der Nähe ausfindig. Suchen Sie Kontakt zu anderen betroffenen Familien und sorgen Sie dafür, daß Ihr Kind Kontakt zu anderen Kindern mit gleichen Problemen bekommt.

Manche Kinder müssen erst wieder lernen, sich am Spiel zu freuen; das geht am besten zusammen mit kleinen Leidensgenossen.

Rückkehr in den Alltag planen

● Wenn die Mutter (oder der Vater) die Kur macht, plädiere ich immer dafür, das Kind während dieser Zeit woanders unterzubringen. Eine erschöpfte und überlastete Mutter wird sich wesentlich besser erholen, wenn sie sich einmal wirklich auf sich selbst besinnen, sich selbst etwas Gutes tun und neue Kraft tanken kann.

In vielen solcher Fälle, die fast alle zunächst unmöglich schienen, habe ich erlebt, daß eine getrennte Kur den Müttern und den Kindern hervorragend bekommen ist und wahre Wunder für beide bewirkt hat.

Also machen Sie sich die Mühe und suchen Sie den zunächst unmöglich erscheinenden Weg. Eventuell hilft hier sogar die Krankenkasse mit – fragen Sie nach.

Erholung für Mutter oder Vater

So finden Sie die richtige Kurklinik

Auch wenn der Hochglanzprospekt »interdisziplinäre Betreuung« und »ganzheitliche Therapie« anpreist – prüfen Sie das Haus kritisch. Zu unterscheiden ist zwischen Anbietern, die sich auf kranke Kinder spezialisiert haben und die Eltern als Begleitpersonen aufnehmen, und Häusern, in denen ein kranker (oder erschöpfter) Elternteil ein (möglicherweise krankes) Kind mitbringen kann. In die Behandlung und Betreuung müssen alle Faktoren einfließen, die bei der Neurodermitis beteiligt sind. Fragen Sie bei den verschiedenen Kliniken ruhig nach, wie die personelle Besetzung der einzelnen Fachbereiche im Verhältnis zur Bettenzahl aussieht.

● Eine Kurklinik, die Kinder aufnehmen will, braucht neben den kindgerechten räumlichen Ausstattungen auch genügend pädagogisches Personal zur Betreuung der Kinder. Die Gruppen müssen dem Alter der Kinder angepaßt sein. Sie sollten kleiner sein als herkömmliche Kindergartengruppen, da es sich um kranke Kinder handelt, die eventuell sogar noch nicht im Kindergartenalter sind.

● Viele Kliniken bieten für die Schulkinder Schulungen zum Umgang mit der Neurodermitis an. Diese Schulungen sollten sich meiner Meinung nach nicht auf das Training zur Veränderung des Kratzverhaltens und das Erlernen von Hautpflegetechniken beschränken. Auch Kinder brauchen die Möglichkeit zur Aussprache über ihre Sorgen und Nöte, ihre Gefühle im Zusammenhang mit der Erkrankung. In der Klinik wird Ihr Kind unter seinesgleichen sein – diese Gelegenheit sollten Sie nutzen.

● Von einer guten Kurklinik für Neurodermitiskinder ist auch eine gute Betreuung der Eltern zu erwarten. Sie sollten geschult werden für ein besseres Verständnis der Krankheit und einen geeigneteren Umgang mit der Krankheit und dem Kind. Auch hier mangelt es oft an pädagogisch-psychologisch geschultem Personal. Wenn in einem Haus für 60 Kinder und ihre Mütter/Väter ein Psychologe und vielleicht zwei Erzieherinnen als maximale Besetzung gleichzeitig anwesend sind, so ist das eindeutig zu wenig. Bei einer dreiwöchigen Kur sollte jeder Elternteil mindestens zweimal wöchentlich Kontakte mit dem Psychologen oder Pädagogen haben können. Gewährleistet sein sollte auch ein tägliches Entspannungsangebot, bei dem Sie unter verschiedenen Methoden wählen können.

Das Schwelmer Modell

Der Einsatz lohnt sich

Neurodermitis galt und gilt auch heute noch als eine Krankheit, deren Ursachen nicht behandelbar sind. Doch auch wenn es mühsam ist, den individuellen Auslösern und Verstärkern der Neurodermitis auf den Grund zu gehen, so ist es doch in hohem Maße lohnend. Daß eine erfolgreiche Behandlung möglich ist, ohne dabei erhebliche Nebenwirkungen von Medikamenten in Kauf nehmen zu müssen, belegen weit mehr als 2500 Patienten des ambulanten Schwelmer Modells in den Jahren seit 1987.

Ganzheitlicher Ansatz

Eingebunden in Therapiegruppen haben die Patienten über ein Jahr lang ihre Krankheit verstehen gelernt, Auslöser und Verstärker ihrer Neurodermitis erkannt und verändert, was zu verändern war. Dabei wurden sie von Psychologen, Pädagogen, Ernährungswissenschaftlern und Allergieberatern begleitet und betreut. Sie haben viel erfahren in dem Jahr ihrer Behandlung über ihre Haut, ihre Ernährung, ihre Allergien und Unverträglichkeiten, ihre Lebensziele und Lebensform, über die Beziehungen, in denen sie leben und arbeiten, über ihre Belastungen und Entlastungsmöglichkeiten. Dieser Prozeß verlief in kleinen Schritten, bei denen der einzelne Patient das Tempo angab. So konnten neue Lebensformen und Verhaltensweisen zu Gewohnheiten werden, die nicht bei Therapieende sofort rückgängig gemacht wurden – die Grundlage für stabile und dauerhafte Erfolge.

Die eigene Krankheit verstehen lernen

Die Initiative ergreifen

Betreuung durch den vertrauten Arzt

Im Schwelmer Modell bieten wir alle notwendigen nicht-medizinischen Fachrichtungen unter einem Dach an. Das macht es für Eltern und Kind einfacher und erleichtert dem Arzt die Zusammenarbeit. Sicher können sich Eltern die einzelnen Bausteine einer ganzheitlichen Therapie auch an verschiedenen Stellen zusammensuchen. Die Mühe der Suche lohnt sich, wenn Sie den Erfolg dafür ernten und es Ihrem Kind besser geht.

Selbsthilfe in der Gruppe suchen

Selbsthilfegruppen können Erfahrung und echte Unterstützung bieten für Menschen, die mit einer schweren und chronischen Erkrankung belastet sind (Adressen, Seite 93). Häufig werden sie geleitet von engagierten Menschen, die mit viel Energie ihre Erkrankung meistern und andere auf einem ähnlichen Weg und in der Lösung ähnlicher Probleme unterstützen. Ich habe große Achtung vor solchen Aktiven in der Selbsthilfearbeit. Warnen möchte ich jedoch vor Gruppen, in denen jeder den anderen mit Klagen übertrumpfen muß. Ich habe solche Gruppen erlebt und kann sie nicht als hilfreich ansehen.

Probleme aktiv angehen

Wegbegleiter sein und einfühlsamer Ansprechpartner

Im echten Selbsthilfeanliegen geht es vor allem darum, Erfahrungen auszutauschen, sich gegenseitig zu unterstützen – vor allem wenn es schwer wird –, sich vielleicht sogar gegenseitig verständnis- und liebevoll die Augen zu öffnen. Viele Selbsthilfegruppen bieten auch Entspannungs- und Kochkurse an. Ärzte, Pädagogen, Psychologen und Ernährungsfachleute werden zu Vorträgen eingeladen, um immer wieder die nötige Fachkompetenz beizusteuern. Manche Gruppen haben auch das Ziel, soziale Kontakte zwischen Betroffenen oder Angehörigen zu ermöglichen und zu fördern. Sehen Sie sich die Selbsthilfegruppen in Ihrer Nähe an, prüfen Sie, ob das Ziel der Selbsthilfegruppe sich mit dem deckt, was Sie an Unterstützung wünschen.

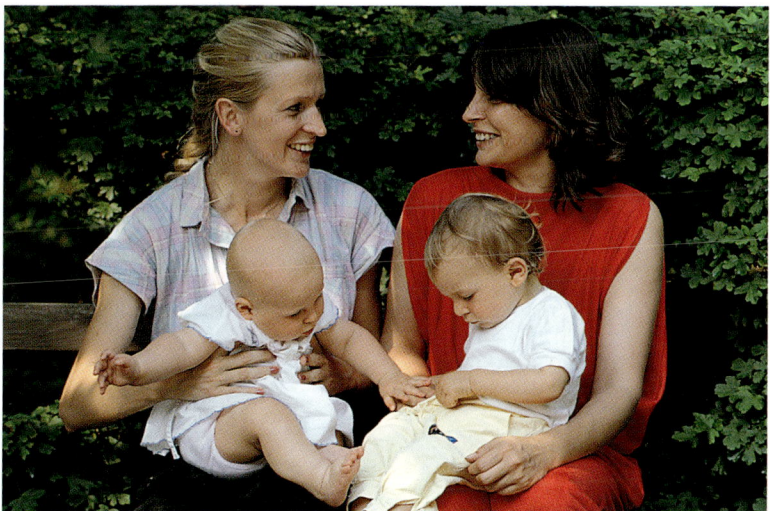

Auch wenn es mit einem hautkranken Kind nicht so leicht ist – knüpfen und pflegen Sie Kontakte zu Gleichgesinnten.

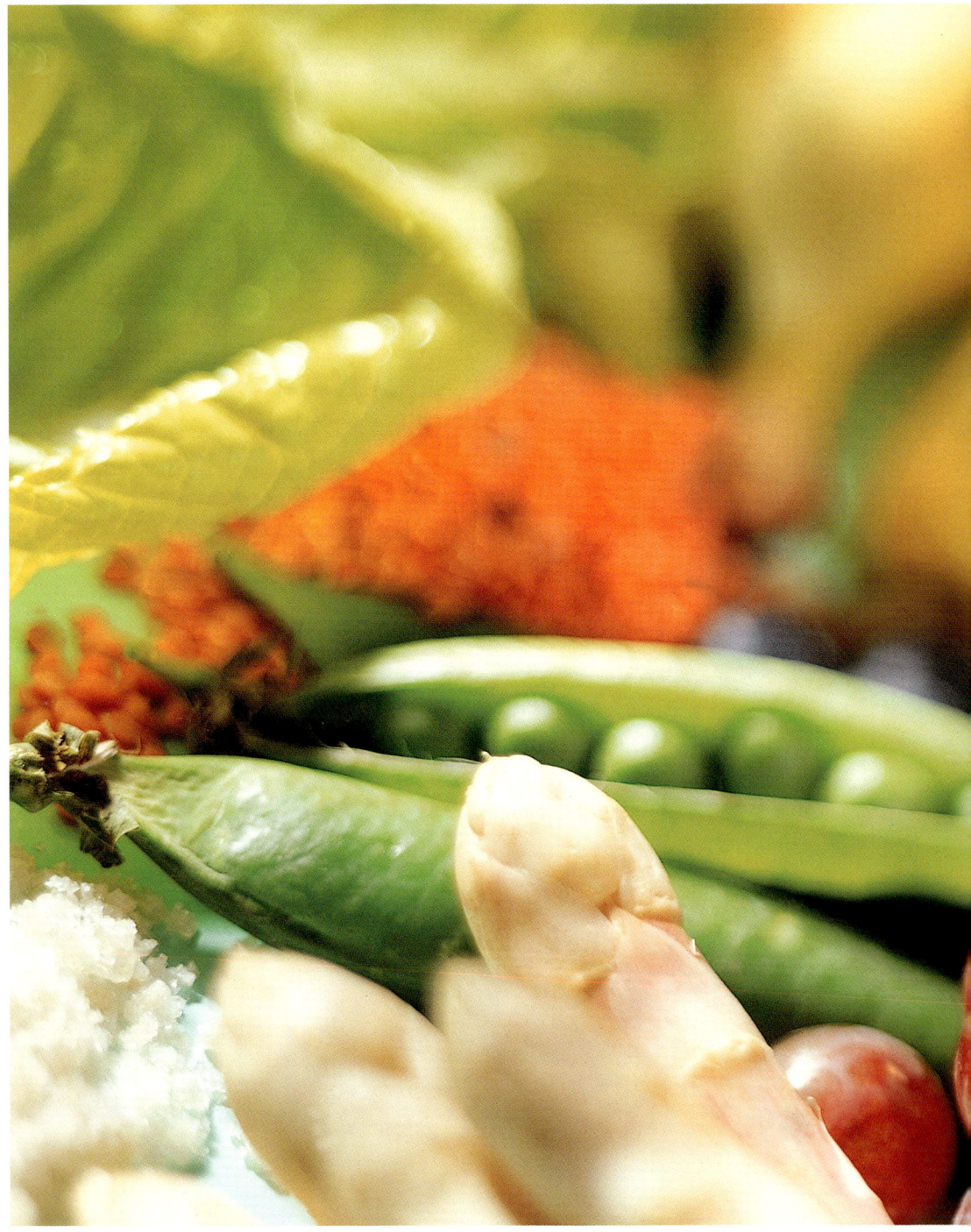

Alltag ohne Allergene

Mein erster Rat: Werden Sie nicht müde, den Ursachen, Auslösern und aufrechterhaltenden Faktoren der Neurodermitis auf die Spur zu kommen. Es ist mühsam, das weiß ich wohl. Aber es lohnt sich. Je besser es Ihnen gelingt, je konsequenter Sie Ihren Weg verfolgen und sich entsprechend verhalten, desto sicherer ist Ihnen der Erfolg. Falls sich bei Ihrem Kind Hinweise auf Allergien und Unverträglichkeiten gefunden haben, müssen die Allergene so weit wie möglich gemieden werden.

In diesem Kapitel gebe ich Ihnen Empfehlungen für den Alltag und erkläre Ihnen, wie Sie den Kontakt mit Hausstaub, Schimmelpilzen, Tierhaaren und Pollen reduzieren und Ihr Kind allergenfrei ernähren können.

Was Eltern tun können

Unabhängig von der Allergenart (Nahrungsmittel, inhalativer Stoff, Kontaktstoff) ist die beste Allergiebehandlung die Karenz, also das konsequente Vermeiden des allergieauslösenden Stoffes. Und: Die Behandlung von Allergien und Unverträglichkeiten ist immer eine Frage des Alles oder Nichts. Das heißt, geringe Mengen des Allergens lösen möglicherweise ebenso heftige Reaktionen aus wie der Kontakt mit größeren Mengen oder über einen längeren Zeitraum. Bei bestimmten Allergenen, vor allem den inhalativen, ist eine absolute

Manche Neurodermitiker haben auch allergischen Schnupfen, ausgelöst von Gräser-, Blüten- oder Getreidepollen.

Karenz nicht möglich, ihre Konzentration läßt sich aber weitgehend reduzieren.

Rechtzeitig vorbeugen

Ein irritiertes Immunsystem ist natürlich immer bereit, auf weitere Stoffe empfindlich zu werden, vor allem, wenn es ständig Kontakt mit aggressiven Allergenen hat. Deshalb empfehle ich jeder atopischen Familie Maßnahmen zur Verringerung der Allergenbelastung durch Hausstaubmilben (Seite 33), Tierhaare (Seite 38) und Schimmelpilze (Seite 36) durchzuführen. Sie können so vorbeugen, daß diese Stoffe nicht später zum Allergen werden.

Manchmal muß der Patient zusätzlich Medikamente einnehmen, um sich vor dem Eindringen des Allergens über die Schleimhäute oder den Ablauf der allergischen Reaktion im Körper zu schützen (Antihistaminika, Antiallergika, Homöopathika – auf ärztliche Verordnung). Da das Immunsystem auch von der Psyche beeinflußt wird, ist Entspannung immer hilfreich (Seite 80).

Empfehlenswerte Maßnahmen

Das Medikament zum Schutz

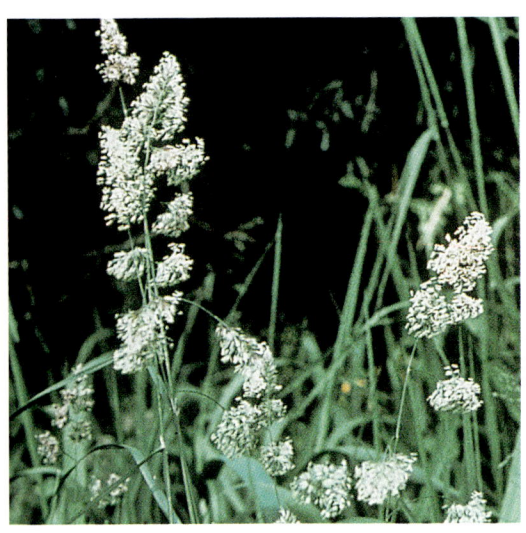

Allergene aus der Luft

Bis vor wenigen Jahren schien es undenkbar, daß inhalative Allergene nicht nur Reaktionen an den Atemwegen, sondern auch oder sogar ausschließlich auf der Haut auslösen könnten. Inzwischen hat die Erfahrung uns gelehrt, daß dies Tatsache ist, und der Gegenbeweis ist ebenso möglich: Neurodermitiker, die in bestimmten Zeiten des Pollenflugs eine Verschlechterung ihrer Haut beobachteten, haben Medikamente angewendet, die Heuschnupfenpatienten zur Symptomlinderung und zum Schutz vor Reaktionen auf Pollenkontakt benutzen. Diese Nasensprays und Augentropfen führten zu einer reproduzierbaren Linderung ihrer Hautsymptome. Ähnliches erfahren manche Patienten auch mit homöopathischen Heuschnupfenmitteln. Offensichtlich ist es möglich, Allergenkontakt über die Atmung zu haben und nicht mit den Schleimhäuten der Atemwege darauf zu reagieren, sondern mit der Haut. Ein vergleichbares Phänomen sehen wir, wenn Asthmapatienten einen Asthmaanfall bekommen, nachdem sie ein für sie unverträgliches Nahrungsmittel gegessen haben.

Reaktionen auch auf der Haut

Pollen fliegen nicht nur zur Heuernte, sondern während der ganzen Frühlings- und Sommerzeit.

WICHTIG

Die wichtigsten Maßnahmen, um Allergien bei Kindern vorzubeugen:
● Rauchen Sie nicht in der Wohnung.
● Halten Sie keine Haustiere im Wohnbereich.
● Bekämpfen Sie die Hausstaubmilben.

Hausstaubmilben

Die höchste Konzentration von Hausstaubmilben innerhalb unserer Wohnungen findet sich in Matratzen und Kopfkissen, gefolgt von Oberbetten, Polstermöbeln und Teppichen. Dabei gibt es Schwankungen bedingt durch Jahreszeit und Raumklima. Das Hauptallergen der Hausstaubmilben befindet sich im Milbenkot, der sich mit Hausstaub verbindet. Milben lieben das Klima besonders, in dem sich auch der Mensch gern aufhält: Temperaturen über 20 °C und eine Luftfeuchtigkeit von mehr als 50 Prozent. Um sich wohlzufühlen und sich zu vermehren, brauchen sie gute Nahrung. Menschliche Hautschuppen sind ihre Lieblingsspeise. Wenn es auch nicht möglich ist, sich den Milben völlig zu entziehen, können Sie doch den Kontakt mit den ungeliebten Mitbewohnern reduzieren.

Unliebsame Mitbewohner

So bekämpfen Sie die Milben

▶ Beginnen Sie mit der Bettsanierung, damit entfernen Sie etwa 85 Prozent der Milben in Ihrer Wohnung. Danach fühlen sich die meisten großen und kleinen Patienten in ihrem Bett wesentlich wohler. Wenn wir bedenken, wieviel Zeit der Mensch und vor allem das Kind im Bett verbringt, so wird deutlich, wie wichtig dieser Schritt ist. Da Milben in erster Linie über die Atemwege in den Körper gelangen, müssen alle Betten des Patienten-Schlafraumes saniert werden, ebenso die Elternbetten, wenn das Kind darin schläft oder auch nur mal zu Besuch kommt.

● Die Matratze sollte aus Schaumstoff sein, Kopfkissen und Oberbett aus Synthetik oder Baumwolle. Versehen Sie die Matratze und gegebenenfalls Kopfkissen und Oberbetten mit einer allergenundurchlässigen Komplettumhüllung. Manche Neurodermitiker fühlen sich in derart ausgestatteten Betten nicht wohl, sie schwitzen (was Juckreiz auslöst), wenn sie solche Materialien über und unter sich haben. Eine Alternative sind Kissen und Oberbetten mit einer kochbaren Füllung, die Sie alle 4 bis 6 Wochen bei 90 °C in der Waschmaschine waschen. 60 °C reichen nicht aus, da sich die Milben erst nach über einer Stunde bei 60 °C ergeben (auch bei Kleidung, in der sich Milben finden, ist die Kochwäsche zu bevorzugen, Seite 45). Moderne Waschmaschinen halten die Temperatur üblicherweise nicht ausreichend lange. Es gibt kochbares Bettmaterial (Polyether-Stäbchen, in Kaufhäusern, Bettenfachgeschäften), das kuschelig und anschmiegsam ist, unter dem man weder friert noch schwitzt. Vorsicht bei Billigangeboten, oft werden sie schon nach

Den Schlafraum Ihres Kindes sollten Sie als erstes sanieren – damit es gut schlafen kann.

Spezialbezüge schließen die Milben ein

Kochwäsche vernichtet die Milben zuverlässig

wenigen Wäschen zu »Wischlappen«. Die teuren Produkte dagegen sind jahrelang haltbar. Ich benutze solche Betten bereits seit fast 10 Jahren ohne Qualitätsverlust und mit monatlichen Kochwaschgängen (Adressen, Seite 93).

▶ Leider sind auch die Kuscheltiere der Kinder nicht vor den Milben sicher. Eine Kochwäsche jedoch überleben sie meist nicht.

Schmusepuppen regelmäßig reinigen

Hier hilft es, die Kuscheltiere in den »Winterschlaf« zu versetzen: In monatlichen Abständen für 12 Stunden im Gefrierschrank (-fach) lagern, danach bei verträglicher Temperatur (siehe Etikett) waschen. Dann kann Ihr Kind die gut erholten Zimmer- und Bettgenossen gefahrlos wieder zurückbekommen. Sicher können Sie dazu eine nette Geschichte erfinden, die die Trennung nicht zu schwer macht und die Kuschelmannschaft in zwei Hälften eine nach der anderen in den Winterurlaub schickt.

Allergene in Möbeln und Teppichen

▶ Milbenfänger sind auch Polster, insbesondere ältere Möbel und Füllungen aus organischem Material. Aus dem Kinderzimmer sollten Sie solche Möbel entfernen, ebenso alte Matratzen, die als Spielunterlage dienen. Am

sichersten – leider auch am teuersten – sind Polstermöbel mit einem geschlossenen Lederbezug.

▶ Die Entfernung aller Teppiche und Teppichböden aus der Wohnung ist eine überholte Forderung. Wenn Sie eine Wohnung neu einrichten, sollten Sie dennoch wischbare Fußböden bevorzugen. Sorgen Sie beim Wischen, Fegen oder auch Saugen der Böden für gute Belüftung. Ihr Kind sollte sich während geputzt wird und noch etwa 2 Stunden danach nicht oder nur kurz in den Räumen aufhalten. Beim Reinigen

Bei offenem Fenster reinigen

> **TIP!**
> Wichtiger als der Preis des Staubsaugers und die Anzahl der Filter ist es, die Filtertüten mindestens wöchentlich zu erneuern. Reste von Milben und Schimmelpilzen verbleiben in dem Beutel, in dem sich die ungeliebten Besucher bei idealer Nahrung, Wärme und Feuchtigkeit gut vermehren können. Beim nächsten Staubsaugen verteilt sich die allergenhaltige Luft im Raum. Die modernen Wasser-Staubsauger haben keine höhere Saugkraft als herkömmliche Geräte, erhöhen aber die Luftfeuchtigkeit. Je nach Verfahren wird sogar Wasser auf den Teppich gesprüht und dann wieder abgesaugt. Je feuchter, desto mehr Milben und Schimmelpilze. Am besten geeignet sind Absauganlagen, bei denen der Schmutz über einen langen Schlauch in einen Kamin gesaugt und nach außen befördert wird.

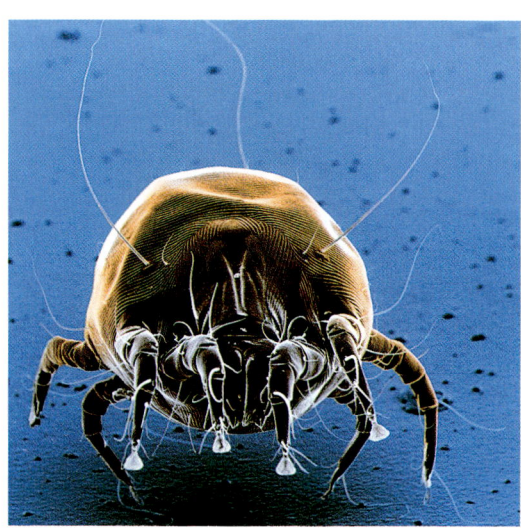

Eine Haus-
staubmilbe
unter dem
Mikroskop
vergrößert –
im Original
mißt sie nur
Millimeter.

den. Es gibt jedoch auch Studien, die belegen, daß diese Verfahren den Allergengehalt nur kurzzeitig reduzieren.

Schimmelpilze

Über tausend verschiedene Arten von Schimmelpilzen wachsen in Innenräumen oder im Freien. In den Wohnräumen verstecken sie sich oft im Mauerwerk, unter Fensterbänken, hinter Heizkörpern in Nischen und Ecken, hinter Wandverkleidungen oder -vertäfelungen und Einbauschränken. Verdächtig sind feuchte Stellen und Stockflecken. Schimmelpilzsporen verbreiten sich in der gesamten Wohnungsluft und sind selbst im Mauerwerk unglaublich langlebig. Sie gedeihen bevorzugt in feuchtwarmem Klima, ähnlich den Hausstaubmilben.

wird der trockene, pulverisierte Milbenkot in die Raumluft gewirbelt. Erst mit der Zeit sinkt das Milbenallergen wieder auf den Boden. Die Allergenkonzentration in der Atemluft eines Raumes nimmt also während der Reinigungsaktivität kurzfristig zu, um sich danach wieder zu verlieren.

Tests zum Selbermachen

▶ Mit speziellen Testmaterialien (in Apotheken, Sanitätshäusern) können Sie den Milbenallergengehalt des aufgesaugten Materials messen (die Krankenkassen bezahlen den Test). Zur Behandlung gibt es milbenabtötende Mittel meist als Pulver zum Auftragen, die später abgesaugt wer-

Milben-
abtötende
Pulver

Den Schimmelpilzen die Feuchtigkeit entziehen

▶ Machen Sie mehrmals täglich eine Stoßlüftung: Kurzes Lüften bei weit geöffneten Fenstern sorgt für ein gutes Raumklima.
▶ Eine Sanierung ist außerordentlich aufwendig und muß vom Fachmann durchgeführt werden. Erst wenn die feuchten Wände von außen trocken gelegt

Regelmäßig
lüften

sind, macht es Sinn, auch innen zu sanieren. Dabei sollte zumindest die Tapete, gegebenenfalls sogar der Putz entfernt werden, die Wand einen pilzabtötenden Anstrich erhalten, ausreichend Zeit zum Trocknen haben und dann erst das Verputzen, Tapezieren und Streichen erfolgen.

Möbel etwas abrücken ▶ Stellen Sie Schränke und größere Möbel nicht direkt an die Wand, sondern lassen Sie einen Belüftungsabstand von etwa drei Zentimetern.

▶ Luftbefeuchter an Heizkörpern sollten Sie regelmäßig reinigen. Besser geeignet sind flache Schalen, die Sie auf oder unter die Heizkörper stellen. Darin verdunstet das Wasser schnell genug, so daß sich keine Schimmelpilze entwickeln können.

▶ Eine besonders üble Schimmelpilzquelle sind schlecht gewartete Schächte und Filter von **Hält sich Ihr Kind in klimatlslerten Räumen auf?** Klimaanlagen. Zudem beziehen sich alle Vorschriften zur Innenraumluft in öffentlichen Gebäuden nicht auf den empfindlichen Allergiker, sondern auf gesunde Menschen. Falls in dem Kindergarten oder der Schule Ihres Kindes Klimaanlagen in Betrieb sind, sollten Sie darauf dringen, daß sie regelmäßig vom Fachmann gewartet werden.

▶ Topfpflanzen liefern ebenfalls Nährböden für Schimmelpilze. Es ist aber nicht nötig, alle Topfpflanzen zu entfernen. Einen guten Schutz bietet das Abdecken und Ausstreuen mit Vogelsand: Geben Sie Vogelsand auf den Boden des Übertopfes, stellen Sie den Blumentopf hinein, füllen Sie die Lücke rundum mit Vogelsand aus und bedecken Sie die Blumenerde mit einer etwa 1 Zentimeter dicken Schicht. So trocknet die Oberfläche schnell und die Schimmelpilze aus der Blumenerde gehen nicht in die Raumluft über. An den Anblick der hellen »Blumenerde« kann man sich durchaus gewöhnen, und die meisten Zimmerpflanzen vertragen diese »Decke« ganz gut. Hydrokultur ist nicht besser als Blumenerde: Da die Tonkügelchen die Feuchtigkeit lange speichern und porös sind, werden sie leicht zu Schimmelpilzträgern. Schimmel ist nicht erst da, wenn man ihn sieht!

Trockene Sanddecke für Zimmerpflanzen

WICHTIG

Manche Pflanzen geben in die Raumluft zudem Allergene ab, die heftige Reaktionen auslösen können. Als Beispiele seien hier Gummibaum, Ficus benjamina, Bogenhanf (Sansevierie) und Juccapalmen genannt, ihr Allergen ist dem Latexallergen ähnlich. Generell verursachen stark duftende Pflanzen sowie Blattgewächse, die eine milchige oder klebrige Flüssigkeit absondern, eher Probleme als »trockene« Grünpflanzen wie Efeu.

Wenn Sie Biomüll gesondert in Ihrer Wohnung sammeln, sollten Sie diesen Eimer unbedingt täglich leeren und reinigen. Natürlich gedeihen Schimmelpilze dort besonders gut.

Auch Kühlschränke können eine große Menge Schimmelpilze beherbergen. Bewahren Sie deshalb Speisereste immer in geschlossenen Behältern auf, waschen Sie den Kühlschrank, die Türdichtung und gegebenenfalls die Türverkleidung regelmäßig mit Essigwasser aus.

Mit Essigwasser die Schimmelpilze bekämpfen

Außerhalb der Wohnräume befinden sich Schimmelpilze in Gärten, Kompost, Laub und Wald. Die größte Häufung tritt im Herbst auf. Aber auch in feuchten Sommern sind wir draußen nicht vor den Schimmelpilzallergenen geschützt. Hier hilft nur, die besonders belasteten Regionen zu meiden.

TIP!

Verlassen Sie sich beim Kauf nicht auf den unspezifischen Hinweis »Für Allergiker geeignet«, den zum Beispiel auch Matratzen mit Roßhaar und Schafwolle tragen. Fragen Sie nach, ob das Produkt frei ist von organischen Materialien – Information schützt vor kostspieligen Fehlkäufen.

Tierhaarallergene

Dieser Allergenart begegnen wir in »toter« und »lebendiger« Form. Ob es die friedlichen Haustiere Hund, Katze, Vogel, Meerschweinchen, Hamster in der Wohnung oder Pferd, Kaninchen und Nutztiere draußen sind, Tierhaare machen vielen Allergikern zu schaffen. Leider sind Tierhaarallergene nicht nur bei direkter Berührung problematisch, sondern verbreiten sich vielfach auch über die Kleidung in der Raumluft und gelangen über die Atemwege in den Körper. Da die Allergene sehr langlebig sind, lassen sich die Räume schwer sanieren. Dies gilt in besonderem Maße für das Katzenallergen, aber auch für Hundehaare und Fischfutter. Das Allergen kann aus den Haaren (dem Fell), den Hautschuppen, dem Speichel oder den Ausscheidungen der Tiere stammen.

Hartnäckige Allergene

In die Wohnräume der Neurodermitiker gehören keine Haustiere. Auch Paare, die Allergiker sind und sich Kinder wünschen, sollten auf Tiere in der Wohnung von vornherein verzichten.

Haustiere sind tabu!

Tierhaarallergene finden sich auch in Bettfedern von Kopfkissen, Oberbetten und Sofakissen, in Roßhaar und Schafwolle, die in Matratzen verarbeitet sind, oder in Wollanteilen von Decken,

Teppichen und Kleidung. Diese organischen Materialien sollten Sie meiden. Auch Schaffelle gehören nicht in Kinderwagen und Kinderbett eines gefährdeten oder bereits erkrankten Kindes.

Pollen

Auch wenn es uns wohl nicht gelingen kann, eine Karenz von Pollenallergenen einzuhalten, so gibt es doch gute Möglichkeiten, sich vor dem Kontakt zu schützen.

▶ Am Anfang stehen Anamnese und Diagnostik. Haut- oder Bluttests (Seite 18) können über Re-

aktionen auf einzelne Pollenallergene Aufschluß geben. Wenn dies nicht möglich ist, hilft nur die genaue Beobachtung: Protokollieren Sie über mehrere Monate die Pollenflugdaten, das Wetter und die Beschwerden Ihres Kindes. Wiederholen Sie dies möglicherweise im folgenden Jahr zur gleichen Jahreszeit.

▶ Wenn erwiesen ist, daß die Haut sich bei Pollenflug verschlechtert, sollten Sie gemeinsam mit Ihrem Arzt überlegen, ob Sie Ihrem Kind vorbeugend Arzneien geben. Es gibt schützende Medikamente (Nasensprays, Augentropfen, homöopathische

Führen Sie ein Pollentagebuch für Ihr Kind

Arzneien können schützen

Wenn der Hautzustand sich mit der Jahreszeit stark ändert, ist eine Allergie auf Pollen wahrscheinlich.

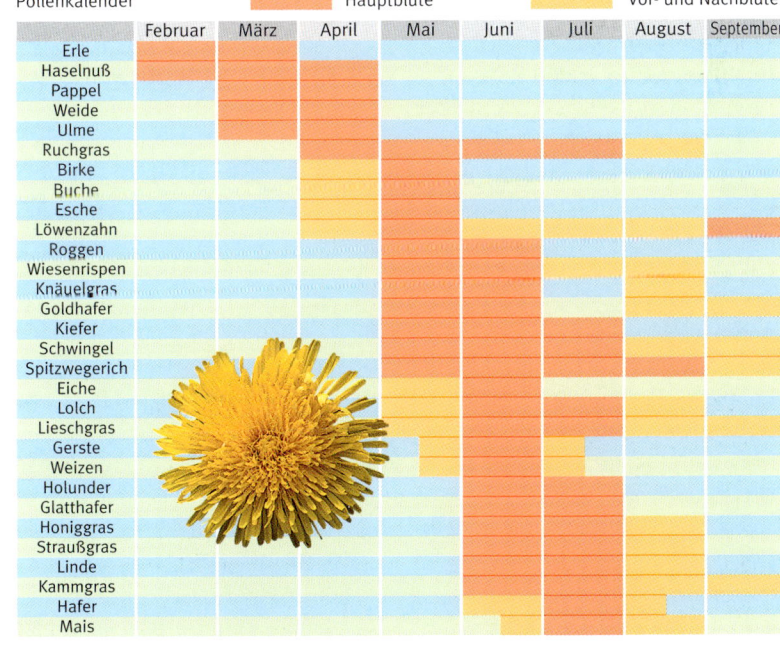

Pollenkalender — Hauptblüte — Vor- und Nachblüte

	Februar	März	April	Mai	Juni	Juli	August	September
Erle								
Haselnuß								
Pappel								
Weide								
Ulme								
Ruchgras								
Birke								
Buche								
Esche								
Löwenzahn								
Roggen								
Wiesenrispen								
Knäuelgras								
Goldhafer								
Kiefer								
Schwingel								
Spitzwegerich								
Eiche								
Lolch								
Lieschgras								
Gerste								
Weizen								
Holunder								
Glatthafer								
Honiggras								
Straußgras								
Linde								
Kammgras								
Hafer								
Mais								

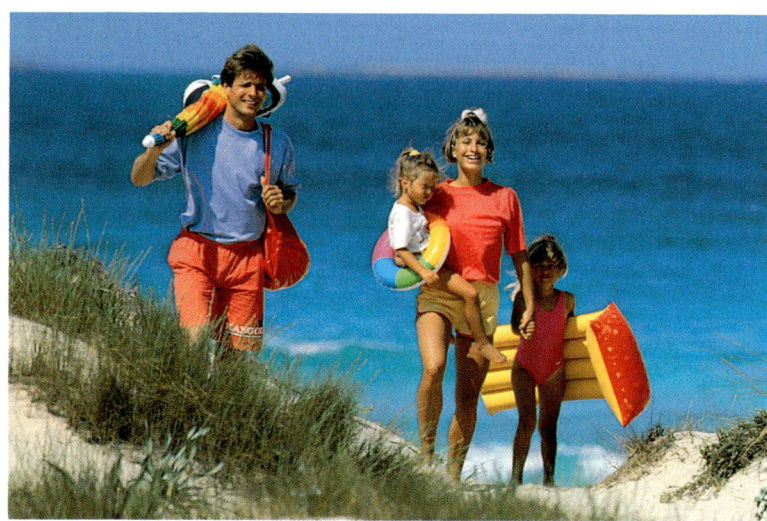

Ein Klima-
wechsel tut
gut – in der
allergen-
freien Luft
bessern sich
bei vielen
Kindern
die Be-
schwerden.

Tropfen zum Einnehmen) sowie symptomlindernde Tropfen und Tabletten (Antihistaminika und Antiallergika).

▶ Verfolgen Sie regelmäßig die Pollenflugvorhersagen (in Rundfunk, Zeitungen, Fernsehen oder per Telefonabfrage), halten Sie sich in Zeiten der erwarteten Belastung an einige Vorsichtsmaß-

Geeignete Vorsichtsmaßnahmen nahmen: Kleidung nicht im Schlafraum liegenlassen; Haare eventuell vor dem Zubettgehen ausspülen, um nicht das Kopfkissen mit Pollen zu kontaminieren; Wäsche besser nicht draußen trocknen; Pollenfilter im Auto zweimal jährlich wechseln (April, November), Tagesrhythmus des Pollenfluges beim Lüften der Räume beachten. In der Regel kann Ihr Kind wie gewohnt

draußen spielen, eventuell geschützt durch Medikamente in Absprache mit dem Arzt.

Hyposensibilisierung

Bei einer Pollenallergie ist auch eine Hyposensibilisierung zu erwägen: Nachgewiesene Allergene werden in geringsten Mengen, aber in steigender Dosierung in den Körper eingespritzt oder bei Kindern auch als Tropfen gegeben. Die Allergene müssen genau diagnostiziert sein. Die Hyposensibilisierung dauert in der Regel drei Jahre, sie muß unter strenger fachärztlicher Kontrolle und nach einem genauen Zeitplan erfolgen. Allerdings sind mir bisher keine Erfahrungen über Therapieerfolge bei Neurodermitis bekannt.

Wappnen Sie sich mit Geduld

Schadstoffe

Viel wird über Schadstoffe in unserer Umwelt gesprochen. Sicher zu recht. Aber alle Ausdünstungen und Schadstoffemissionen in der Außenluft sind für Neurodermitiker und andere Atopiker von geringerer Bedeutung als die Qualität der Luft in den Innenräumen. Neben chemischen Ausdünstungen von Möbeln, Fußböden und Teppichen können auch natürliche Hölzer, Wachse und Öle Substanzen ausdünsten, was zu allergischen Reaktionen führen kann.

Schlechte Luft in Innenräumen

▶ Empfehlenswert für Möbel oder Fußböden sind unbehandelte Hölzer, deren Behandlung mit einem lösungsmittelfreien Wachs, Öl, Lack oder Kleber Sie selber vornehmen. Machen Sie vorher einen Verträglichkeitstest: Lassen Sie eine Dose des Mittels einige Tage offen im Raum des kleinen Neurodermitispatienten stehen. Jetzt zu sehen, daß es keine Reaktionen gibt, schafft Sicherheit; Reaktionen schon jetzt zu erleben, hilft, viel Geld zu sparen.

So können Sie Lacke und Kleber testen

▶ Wählen Sie bei Teppichböden kurzflorige, tierhaarfreie Materialien oder festgeknüpfte Sisalfasern. Sie sind nicht auf Schaumstoff gearbeitet, der sich mit der Zeit möglicherweise mit dem Kleber verbindet, austrocknet und sich in der Luft verteilt als unsichtbarer Staub, den man einatmen kann. Solche Beläge sind ohne Kleber verlegbar.

Ihr Kind raucht mit

Rauchen schadet nicht nur der Gesundheit von Raucher und Mitrauchern, es beeinträchtigt auch Wohlbefinden und Hautzustand des kleinen Patienten. Zigarettenrauch macht auch die Luft trockener und enthält neben anderen Giften das gefürchtete Formaldehyd.

Gifte im Zigarettenrauch

▶ In den Wohnungen von Neurodermitikern, vor allem Kindern, muß ein Rauchverbot gefordert werden. Selbst in der Kleidung hängender Geruch von Zigarettenrauch kann genügen, um das Ekzem zu verstärken.

An verkehrsreichen Straßen ist die Luft oft belastet mit Schadstoffen, die Allergien Vorschub leisten.

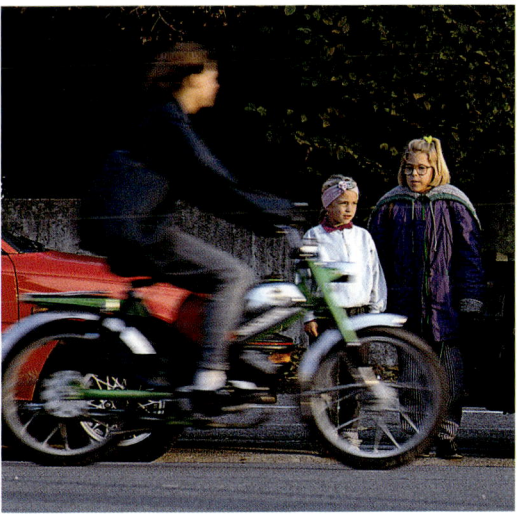

CHECKLISTE: DIE IDEALE WOHNUNG FÜR ALLERGIKER

FUSSBODEN
- ➤ Teppichböden nur mit kurzem Flor? Aus Kunstfaser?
- ➤ keine wollhaltigen Teppiche

BETTEN
- ➤ Matratzencover (allergenundurchlässige Komplett-umhüllung)
- ➤ keine Bettfedern
- ➤ kochbares Bettzeug (Oberbett, Kopfkissen, Kochwäsche alle 4 bis 6 Wochen)
- ➤ glatte Bettwäsche (Baumwolle, 60 °C)
- ➤ keine Roßhaar-, Schafwoll- oder Latexmatratzen

TIERHAARE
- ➤ keine Haustiere (wenn bereits Tiere vorhanden, Kompromiß suchen; Tiere sind Freunde, die man nicht einfach abschaffen kann!)
- ➤ keine Tierfelle
- ➤ keine Federn in Betten oder Sofakissen

TOPFPFLANZEN
- ➤ Wenn ja: Wieviele? Welche? (Kreuzallergien zu Latex, Blütenpollen, Duftstoffen?) Allerdings: Pflanzen verbessern das Raumklima, sie spenden Feuchtigkeit.

SCHIMMELPILZE
- ➤ Gibt es Stockflecken oder feuchte Stellen an den Wänden?
- ➤ Gibt es einen Komposteimer in der Wohnung? Tägliches Leeren nicht vergessen!
- ➤ Toilettenkästen und Luftbefeuchter regelmäßig kontrollieren!

VORHÄNGE
- ➤ möglichst glatte Stoffe oder Rollos, keine Wolle!

POLSTERMÖBEL
- ➤ Polster? Wie alt?
- ➤ Lederbezüge?

RAUCHVERBOT?

Impfungen

Immer wieder hören wir, daß die Neurodermitis eines Kindes erstmals auftrat oder sich jedenfalls erstmals dramatisch verstärkte nach einer Impfung. Aus dieser Erfahrung heraus fürchten die Eltern jede spätere Impfung und beginnen abzuwägen. Impfungen schützen das Kind vor Erkrankungen mit schlimmen Folgen, für unerläßlich erachten wir daher Impfungen gegen Diphtherie, Tetanus und Polio. Die Impfungen gegen Keuchhusten und Hib (Haemophilus influenzae Typ b), die oft nicht gut vertragen werden, halte ich nicht unbedingt für nötig, außer wenn zur Familie auch Kinder im Kindergarten- oder Schulalter gehören.

Empfehlenswerte Schutzimpfungen

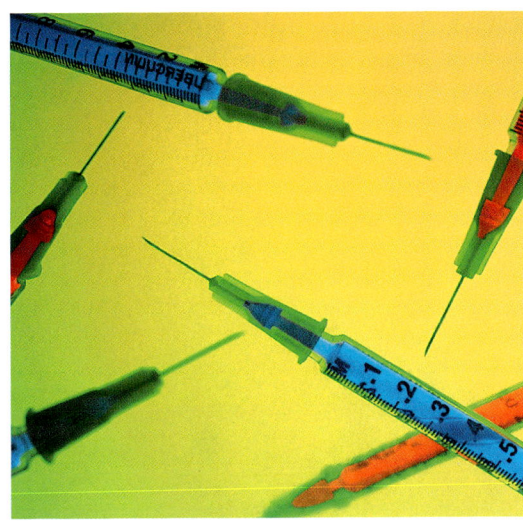

So reduzieren Sie die Gefahr eines starken Schubes

● Legen Sie den Impftermin in eine Phase, in der das Kind stabil gesund ist und die Haut in einem relativ guten Zustand. Diese Empfehlung geben wir selbst dann, wenn die Impfung dadurch später erfolgt, als von der Impfkommission empfohlen.
● Manche Kinderärzte raten von Mehrfachimpfungen ab, sie würden die mögliche Irritation des ohnehin gereizten Immunsystems geradezu provozieren.

Mehrfachimpfungen vermeiden

Auch ich plädiere bei einem Kind mit Neurodermitis für eine Trennung der einzelnen Impfstoffe.
● Fragen Sie Ihren Arzt, welche Bestandteile der Impfstoff enthält. Impfstoffe, die auf der Basis von Hühnerei-Eiweiß hergestellt werden, können gefährliche allergische Reaktionen verursachen. Dies läßt sich durch hühnereifreie Impfstoffe vermeiden. Zum Beispiel gibt es für die Masern-Mumps-Impfung einen schweizerischen Impfstoff, der über die internationale Apotheke vom Kinderarzt bezogen werden kann.

Überprüfen Sie Ihren Impfschutz: Haben Ihr Kind und Sie alle nötigen Impfungen?

Das passiert im Körper

Im Falle einer Impfung setzt sich der Körper mit dem krankmachenden Stoff auseinander. Bei jedem Kind kann diese Aufgabe des Immunsystems mit Nebenwirkungen wie Fieber, Unwohlsein, Müdigkeit verbunden sein.

Reaktionen der Haut sind häufig Bei einem neurodermitiskranken Kind wird man immer auch mit Reaktionen der Haut rechnen müssen, die durchaus zwei bis drei Wochen anhalten können. Die Kinder reagieren dabei individuell. Bei manchen verschlechtert sich der Hautzustand sehr schnell, bei anderen kann es bis zu acht Tage dauern, bis eine Reaktion zu sehen ist.

Beobachten Sie Ihr Kind und merken Sie sich solche Erfahrungen. In der Regel können Sie davon ausgehen, daß es bei der nächsten Impfung – oder einer Erkrankung – ähnlich reagiert.

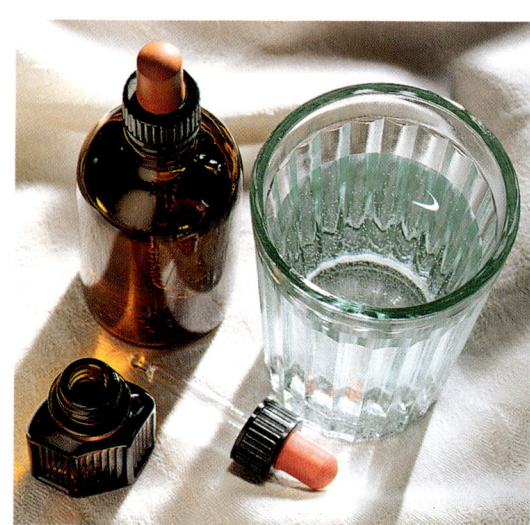

chen Kindern verstärken sich die Ekzeme so schnell, daß sie vor den anderen Symptomen erkennbar sind, und die Eltern erst einige Tage später den Zusammenhang ausmachen.

Krankheiten und Medikamente

Die Haut ist wie ein Seismograph Krankheiten – etwa grippale Infekte oder Kinderkrankheiten – wirken sich meist ebenfalls auf die Haut aus. Auch hier gibt es Patienten, bei denen sich solche Reaktionen sehr schnell zeigen, und andere, bei denen es immer einige Tage dauert, ehe sie deutlich werden. Wenn Sie Ihr Kind gut beobachten, werden Sie es auch in dieser Hinsicht kennenlernen und die Hauterscheinungen zuordnen können. Bei man-

Mit einem großen Glas Wasser lassen sich auch »bittere Arzneien« gut schlucken.

Unverträgliche Zusatzstoffe

Manchmal ist es gar nicht die Krankheit, die zur Verstärkung der Neurodermitis führt, sondern das eingenommene Medikament. Wenn kleine Kinder erkranken, werden oft Säfte verordnet. Da sie jedoch viele Farb-, Zusatz- und Geschmacksstoffe enthalten, verwundert es nicht, wenn sie schlechter hautverträglich sind als die gleiche Arznei in Tropfenform. Natürlich ist Alkohol Bestandteil vieler Tropfen – man muß abwägen zwischen den Problemen. Auch auf rein pflanzliche Mittel reagieren viele Neurodermitiker allergisch. Wenn Ihr Kind Antibiotika nehmen muß, sollten Sie daran denken, daß es bei manchen Kindern auch gegen Ende der Einnahmezeit noch zu Hautreaktionen kommen kann.

Bevorzugen Sie Zäpfchen und Tropfen

● Wenn Kinder Medikamente brauchen, sind Tropfen oder Zäpfchen den Tabletten vorzuziehen. Diese wiederum sind meist besser hautverträglich als Säfte. Monopräparate, die nur einen Wirkstoff enthalten, lösen seltener Hautreaktionen aus als Kombinationsmedikamente.

Kleidung

Die Haut schützt uns vor äußeren Einflüssen, gleichzeitig ist sie das Kontaktorgan, über das jede Berührung, aber auch der Kontakt mit Luft und Kleidung geschieht. Wir wollen die Haut durch die Kleidung schützen und muten ihr dabei oft eine Menge zu. Der Stoff, aus dem die Kleider sind, enthält auch aggressive Bestandteile wie Umweltgifte, Chemikalien, Farbstoffe oder unverträgliche tierische Fasern. Rauhes Material, scharfe Nähte und harte Reißverschlüsse, Knöpfe und Haken reizen die Haut, können Ekzeme auslösen oder verstärken.

Fasern und Farben können die Haut reizen

Vor allem bei Kleidung, die direkt auf der Haut getragen wird, sowie bei Bettwäsche und Handtüchern sollte jede zusätzliche Belastung vermieden werden.

● Am hautverträglichsten ist Kleidung aus reiner Baumwolle. Vorsicht bei Billigangeboten, denn die Wäsche sollte auf Rückstände geprüft und kochbar sein (siehe Etikett). Damit verbietet sich schon eine Reihe von Farbstoffen, dunkle Farben wie Rot, Blau oder Schwarz machen häufig Probleme auf der Haut. Ob Sie naturbelassene Baumwolle aus kontrolliertem Anbau oder schonend gebleichte und gefärbte Kleidung bevorzugen, hängt von Geschmack und Geldbeutel ab.

Empfehlenswert: reine Baumwolle

TIP!

Neurodermitis-Overalls können zum Schutz vor nächtlichem Kratzen zeitweise hilfreich sein. Allerdings raten wir von zu langen Tragzeiten der Anzüge ab, da sie die Beweglichkeit und das Tast-Empfinden der Kinder stark einschränken. Außerdem sind sie teilweise so dick, daß die Kinder in ihnen schwitzen, was wiederum zu Juckreiz führt. Wir halten diese Anzüge allenfalls für vorübergehende Hilfen in sehr schlimmen Phasen.

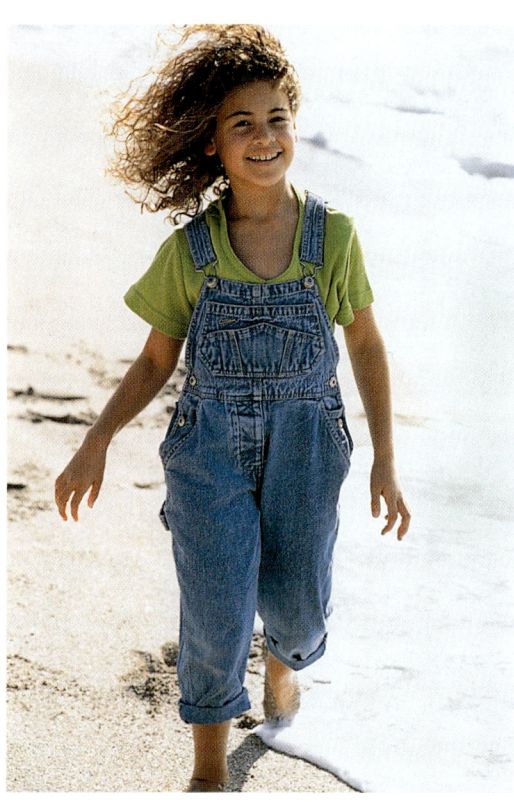

Weichspüler. Ein Schuß Essig im letzten Spülgang hat die gleiche Wirkung und hilft zusätzlich, Waschmittelrückstände zu vertreiben. Inzwischen gibt es parfümfreie Waschmittel auf dem Markt, und die Waschergebnisse damit sind sehr gut.

Wäsche gründlich spülen

● Wenn die Waschmittelreste gut ausgespült sind und die Wäsche gekocht wurde, können Sie sie im Wäschetrockner trocknen. Nicht jedoch Mischgewebe, die bei 40 oder 60 °C gewaschen werden müssen. Rückstände von Waschmitteln und Schmutz verbinden sich unter Einwirkung der Trocknerwärme mit den verschiedenen Fasern. Eine so behandelte Kleidung kann zu erheblichen Hautreizungen führen.

Kochwäsche können Sie im Wäschetrockner trocknen

● Wenn Ihr Kind allergisch auf Pollen ist (Seite 39), sollten Sie in den Pollenflugzeiten die Wäsche nicht draußen trocknen; beim Trocknen im Garten oder auf dem Balkon sammeln sich Pollen in der Kleidung.

Luftige Baumwollkleidung macht alles mit und bietet guten Sonnenschutz.

● Etiketts und Nähte sind meist aus Synthetikfasern, die Ekzeme auslösen können. Unterwäsche und Schlafanzüge kann man auf links wenden und die Nähte außen tragen. Etiketts sollten Sie sorgfältig entfernen.

● Waschen Sie die Wäsche mit wenig Waschmittel im Kochwaschgang. Um die Rückstände zuverlässig auszuspülen, lassen sich bei manchen Waschmaschinen die Spülgänge wiederholen. Verzichten Sie auf jeden Fall auf

Umgang mit der Haut

Die tägliche Hautpflege

Je nach Jahreszeit, Lebensalter und Körperstelle braucht die Haut unterschiedliche Pflege, um ihren Aufgaben gerecht werden zu können. Gleichzeitig soll die Hautpflege Hygiene, Sauberkeit, Wohlbefinden und Schönheit gewährleisten. Leider wird schon bei gesunder Haut oft zuviel des Guten getan: Tägliches Duschen gehört zum Standard, Seifen und Duschgels stehen reichlich zur

Hygiene nicht übertreiben

Verfügung, die Anwendung von Kosmetika auch im Alltag ist normal, Wäsche und Kleidung werden mit starker Weißkraft und Weichspüler behandelt.

▶ Hautreinigung und -pflege müssen der Empfindlichkeit der Haut angepaßt werden.

● In der Regel genügt es, einmal wöchentlich zu baden oder zu duschen. Nur wenn Ihr Kind verschwitzt von Sport oder Spiel ist, können Sie ein weiteres Mal zulassen. Ein kurzes Duschen schadet der Haut weniger als ein ausgiebiges Vollbad. Das Wasser soll-

Empfindliche Haut behutsam pflegen

Die Haut – unser größtes Organ

Die Haut eines erwachsenen Menschen bedeckt etwa 1,6 Quadratmeter und wiegt 5 bis 8 Kilogramm. Von außen nach innen besteht sie aus drei Schichten: Oberhaut (Epidermis), Lederhaut (Dermis) und Unterhaut (Subcutis). Sie ist das Organ, das uns innen (Schleimhaut) und außen vor äußeren Faktoren schützt wie Schmutz, Mikroorganismen, Wärme, Kälte, Stöße. Die Haut ist reich an Zellen, Nerven und Gefäßen, die neben Schutzfunktionen auch der Sinneswahrneh-

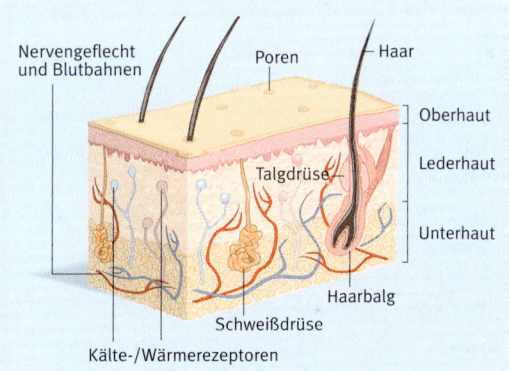

Nervengeflecht und Blutbahnen · Poren · Haar · Oberhaut · Talgdrüse · Lederhaut · Unterhaut · Haarbalg · Schweißdrüse · Kälte-/Wärmerezeptoren

mung (Berührung, Tasten) dienen. Eine besondere Barriere bilden Zellen des Immunsystems, die in Oberhaut und Schleimhäuten sitzen. Störungen in diesen Funktionen beeinflussen unser Wohlbefinden erheblich und sind zudem sichtbar.

te nicht zu warm sein, 32 bis 35 °C. Dies gilt auch für therapeutische Bäder (Öl, Tee, Salz, Übersicht Seite 90).

Milde Reinigung
● Als Reinigungsmittel dienen milde, alkalifreie Waschsyndets mit möglichst wenig Zusatzstoffen. Dem Vollbad, ab und an zur Entspannung genossen, sollten Sie Öl zugeben. »Spreitende« Ölbäder (in Apotheken, Drogerien) sind sehr angenehm, auf der Wasseroberfläche entsteht eine leichte, milchige Emulsion. Geeignet sind aber auch Oliven-,

Ölbad zum Selbermachen
Sonnenblumen- oder Borretschöl: Geben Sie 1 Eßlöffel (bei kleinen Wannen 1 Teelöffel) Öl in einen Schüttelbecher (oder ein sauberes Schraubdeckelglas) mit ein wenig warmem Wasser, schütteln kräftig und lassen die Mischung in den laufenden Wasserstrahl einfließen. So verteilt sich das Öl gut im Wasser und Sie bekommen ein von Zusatzstoffen freies Ölbad. Probieren Sie aus, welches Öl die Haut Ihres Kindes am besten verträgt (meist eines, das

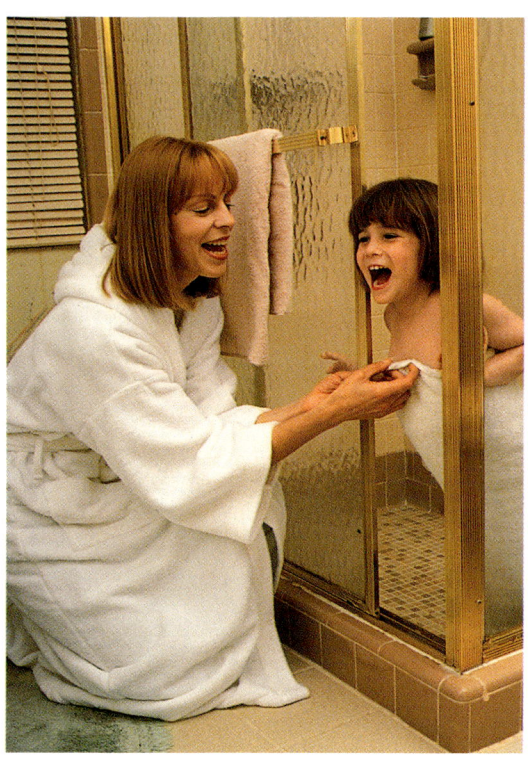

auch als Nahrungsmittel vertragen wird). Diese Öl-Wasser-Mischung läßt sich auch nach dem Duschen benutzen und wird anschließend noch einmal kurz abgespült. Nach einem solchen Dusch- oder Badevergnügen tupfen Sie den kleinen Patienten mit einem vorgewärmten Handtuch behutsam trocken, niemals trockenrubbeln oder -reiben. Nur in seltenen Fällen ist danach eine zusätzliche Hautpflege mit einer Creme oder mit einer fettreicheren Salbe notwendig.

Auch Duschen bringt Spaß an Wasserspielen.

TIP!
Grundsätzlich gilt: Auf noch leicht feuchter Haut läßt sich Creme besser verteilen als auf trockener und dringt auch leichter ein. Geben Sie Creme oder Salbe in Ihre noch feuchten Hände und verreiben Sie sie in den Handflächen, bevor Sie Ihr Kind eincremen.

Gesunde Hautpflege für Babys

Ein Säugling sollte normalerweise nur alle 1 bis 2 Wochen gebadet werden, es sei denn, es handelt sich um therapeutische Bäder (Tee, Öl, Seite 90). Zur Hautpflege verwenden Sie am besten unparfümierte, zusatzstofffreie Cremes. Für den Popo genügt beim Wickeln eine Hautschutzsalbe, sonst ist es nicht nötig, die gesamte Haut mehrmals täglich einzucremen. Nach meiner Beobachtung wird in allen Altersstufen oft zuviel des Guten getan. Mit zunehmendem Alter steigt allerdings der Bedarf an Hautpflege: Der Erwachsene braucht mehr, der alte Mensch noch mehr als das Kind und der Säugling. Zu schwere und fettreiche Produkte machen meistens mehr Hautprobleme als leichte, fettarme und feuchte Cremes.

Parfüm in Cremes ist überflüssig

Cremen Sie nicht zuviel

Viele Neurodermitiker sind es gewöhnt, sich einzucremen, sobald die Haut irgendwo unerträglich spannt. Das Auftragen von Creme oder Salbe macht die Haut auf der Oberfläche feucht und lindert allein dadurch das Spannungsgefühl. Das schafft Erleichterung. Aber: Je mehr die Haut bekommt, desto mehr braucht sie

Mißbrauch von Salben und Cremes

dann auch. Und: Das erste Gefühl der Erleichterung kann schon nach wenigen Minuten in Rötung, Wärme und Juckreiz umschlagen. Oft erkennen weder das Kind noch die Eltern dabei den Zusammenhang zur Creme oder Salbe. Wirkungsvoller als Creme oder Salbe sind feuchte »Anzüge« (Seite 51).

Das richtige Maß finden

Für die Reinigung und Pflege der Haut gilt immer der Grundsatz: wo nötig soviel wie nötig wann nötig zu tun, aber auch nicht mehr als das. Wir müssen nicht duschen oder baden, weil wir die Hände waschen wollen. So sollte der Patient auch nicht den ganzen Körper cremen, weil es jetzt eine bestimmte Tageszeit ist oder weil er eine bestimmte Körperregion cremen möchte. Zum Glück kann auch ein Baby schon seine Stimmung, sein Wohlbefinden oder Mißfallen ausdrücken. Wir Eltern müssen die Sprache der Kinder nur lernen und bereit sein, darauf zu hören. So manches Mal sehe ich die Kinder sich wehren gegen eine durchaus liebevolle Pflege, die zwar ärztlicherseits empfohlen ist, aber dem Kind nicht gefällt und kaum guttun kann. Die Eltern sind in der Zwickmühle: Folgen sie dem sicher gut

Jedes Kind drückt sein Befinden auf seine Weise aus

gemeinten ärztlichen Rat, so mißachten sie das Kind und seine Empfindungen. Hier möchte ich den Eltern Mut machen, ihren Kindern zu trauen. Wenn das Cremen wohltut und gefällt, wird die Mutter/der Vater das spüren. Sprechen Sie mit Ihrem Arzt, und suchen Sie die richtigen Pflegemittel und das richtige Maß gemeinsam mit Ihrem Kind.

Beobachten Sie Ihr Kind

> **TIP!**
> Probieren Sie die Pflegemittel Ihres Kindes auch auf Ihrer Haut aus. Dann verstehen Sie vielleicht besser, warum Ihr Kind sich gegen bestimmte Pflege wehrt.

Wenn die Haut schuppt

Ein besonderes Problem stellt die oft starke Schuppung der Haut dar. Die Haut wirkt trocken und scheint besonders dringend Pflege zu brauchen. Wahrscheinlich verlangt Ihr Kind in solchen Phasen öfter eine Creme oder Salbe, die Haut fühlt sich ohne unangenehm an. Was aber passiert wirklich? In der obersten Schicht stirbt die entzündete Haut ab, es bilden sich grobe und dicke Schuppen. Darunter liegt die neue Haut, die nach außen wachsen möchte. Die Schuppen müssen abfallen, damit die neue Haut

vordringen kann. Wenn jetzt eine fettreiche Salbe das Abfallen der Schuppen behindert, sieht die Haut zwar auf den ersten Blick glatter aus, aber die darunterliegende junge, möglicherweise noch ungeschädigte Haut kann sich nur schlecht entwickeln, kann nicht atmen und hat geringere Chancen, gesund an die Oberfläche zu kommen.

Die Haut braucht Luft

Geduld üben

Natürlich ist die Schuppung auch mit Juckreiz verbunden. Aber beobachten Sie Ihr Kind einmal, wenn es wegen der Schuppung kratzt. Das Kratzen klingt hart, ist laut und intensiv, aber die Verletzungen sind nur sehr gering. Auch heilen eventuelle kleine Wunden sehr viel schneller als in einer aktiven, mit einem juckenden Ekzem verbundenen Kratzattacke. Finden Sie also das richtige Maß der Pflege der sicher sehr trockenen Haut auch einmal, indem Sie geduldig beobachten, wie die Haut sich bei weniger Pflege entwickelt. Zum richtigen Zeitpunkt die Schuppung zuzulassen, kann auch bedeuten, das Abheilen der Haut zu ermöglichen. Wenn es gleichzeitig gelingt, Auslöser für neue Schübe zu erkennen und möglichst rechtzeitig zu vermeiden, hat das Kind gute Chancen,

Immer wieder ausprobieren, wieviel Pflege die Haut braucht

längere Zeit ohne einen akuten Schub zu leben. Ich habe schon viele Kinder gesehen, deren Haut nach einiger Zeit genauso aussah wie die ihrer gesunden Altersgenossen.

Sauna und Wasseranwendungen

Sauna und Kneippsche Wasseranwendungen bekommen manchen kleinen Patienten sehr gut. Sie steigern das körperliche Wohlbefinden, aktivieren die normalen Funktionen der Haut, wirken Infekten entgegen, fördern die Entspannung und verbessern die Schlafqualität. Von etwa 1 Jahr an können Kinder diese Möglichkeiten durchaus nutzen und für sich ausprobieren. Im Vordergrund steht dabei die Entspannung, das Wohlfuhlen – nicht die Neurodermitis.

Die Kinder spüren, was ihnen gut bekommt

● Das oft gefürchtete Schwitzen ist bei einem Saunagang nicht zwangsläufig mit Juckreiz verbunden, da der Schweiß von anderer Qualität ist und ja auch schnell abgespült wird. Kinder sollten nicht länger als 6 bis 8 Minuten auf der unteren Etage der Sauna bleiben, um dann nicht eiskalt, sondern nur kühl zu duschen. Ein solcher Saunagang kann nach einer großzügigen Ruhepause einmal wiederholt werden.

● Bei sehr starkem Juckreiz kann kaltes Wasser lindernd wirken. Dafür genügt es, die Arme oder Beine kurz unter fließendem Wasser abzuspülen. Manche Kinder wollen das auch länger tun (5 Minuten). Zwar trocknet Wasser die Haut aus, aber der Juckreiz ist stark und schwer auszuhalten. Dann lieber etwas trockenere Haut als völlig zerkratzte.

Zur Juckreizlinderung

Hilfen für die kranke Haut

Sicher wird es immer wieder Phasen geben, in denen Sie Ihrem Kind Mittel zur Symptomlinderung geben und geben müssen.

Unterschiedliche Präparate

● Entzündungen lassen sich äußerlich behandeln mit Farbstofflösungen oder anderen antiseptischen Mitteln, angewandt als Lösung, Salbe, Umschlag oder Bad (Übersicht Seite 90). Wie das Cortison (Seite 17) haben auch diese Mittel unerwünschte Nebenwirkungen. Viele trocknen die Haut aus – hier gilt es mit Hilfe des Arztes abzuwägen und auszuwählen. Je feuchter die Haut ist, desto austrocknender sollte der Badezusatz wirken. Nach gewisser Zeit kann aber des Austrocknens zuviel getan und eine Umstellung nötig werden.

Fragen Sie Ihren Arzt

● Ein neueres Verfahren sind »feuchte Anzüge«, die in man-

Feuchte Anzüge

chen Fällen erstaunliche Erfolge zeigen: Über die feuchte Lage eines speziellen Schlauchverbandes (zum Beispiel in Wasser, Tee, Eichenrindesud oder antiseptischen Lösungen getränkt und ausgewrungen) kommt eine trockene, darüber der Schlafanzug oder die Kleidung. Die feuchten Schlauchverbände lassen die Bewegungsfreiheit uneingeschränkt und haben dank des Materials (90 Prozent Viskose, 10 Prozent Elastan) eine kühlende Wirkung.

Bad oder Umschlag mit schwarzem Tee

Für ein Vollbad kochen Sie 2 Kannen starken schwarzen Tee (Wirkung siehe Seite 90): 6 bis 8 Teelöffel Teeblätter pro Liter Wasser, 5 bis 10 Minuten ziehen lassen. Den Tee gießen Sie ins 32 bis 35 °C warme Badewasser, das Bad sollte nicht länger als 10 bis 15 Minuten dauern.
Für Umschläge oder Auflagen bereiten Sie einen schwächeren Aufguß (3 bis 4 TL Tee auf 1 l Wasser, 5 bis 10 Minuten ziehen lassen). Tränken Sie ein Küchenpapier oder ein kochbares Stofftuch (nach jeder Benutzung waschen) in dem etwa 35 °C warmen Tee, drücken es leicht aus und legen es für 10 bis 15 Minuten auf die entzündete Haut. Manche Kinder schaffen es gut, sich dabei zu entspannen und einfach ruhig liegen zu bleiben, bei anderen müssen Sie die Tücher mit einem Wickel lose befestigen, damit das Kind sich bewegen kann.

Wiederverwendbare Schlauchverbände gibt es in verschiedenen Größen, sie können vom Arzt verordnet werden (Tubifast®, aus England). Da sie relativ teuer sind, wird man sie nur nehmen, wenn sie einige Stunden oder über Nacht angelegt bleiben.

Superinfektionen frühzeitig erkennen

Superinfektionen (Seite 9) kündigen sich meist durch eitrige Pusteln an, die zunächst vereinzelt auftreten oder sich in rasender Geschwindigkeit ausbreiten. Dies geschieht manchmal über Nacht. Je offener, verletzter die Haut ist, desto größer ist die Gefahr einer Superinfektion. Oft stecken sich kleine Kinder bei sich selber an, etwa wenn sie erkältet sind und sich das Nasensekret in die Hautwunden reiben. In solchen Phasen ist besondere Obacht angesagt. Früh genug erkannt, kann sogar die antimikrobielle Wirkung des schwarzen Tees oder das Austrocknen mit Zinkoxid ausreichend Schutz bieten und großflächige, schwere Infektionen verhindern helfen.

Im Schlepptau des Schnupfens

Rechtzeitig behandeln

● Der Arzt muß entscheiden, was und wie lange es genommen werden soll. Wenn man allerdings über viele Wochen nicht ohne Medikamente auskommt, ist fraglich, ob sie noch wirken.

Ernährung bei Neurodermitis

Der Zusammenhang zwischen Ernährung und Entstehung, Förderung und Aufrechterhaltung der Neurodermitis wird in der Wissenschaft immer noch kontrovers diskutiert. Vor allem bei Nahrungsmitteln zeigen die Allergietests keine verläßlichen Ergebnisse. Sie haben nur Hinweischarakter und sind nicht als Beweis des Bestehens oder Nicht-Bestehens einer Unverträglichkeit zu deuten (Seite 18).

Labortests – falsche Aussagen sind möglich

Es fehlt eine gute und praktikable Ergänzung in der Diagnostik. Dafür braucht die Schulmedizin eine ganzheitliche Diagnose und Behandlung, wie wir sie im Schwelmer Modell praktizieren. Immer wieder kommen Patienten zu uns und sagen: »Meine Haut hat nichts mit der Ernährung zu tun. Ich habe Allergietests gemacht, und mein Arzt hat gesagt, ich sei nicht allergisch. Ich kann alles essen.«
Wenn sie sich dann auf den Weg einer systematischen Ernährungstherapie begeben, erleben sie häufig große Überraschungen. Nahrungsmittel, von denen man glaubte, sie seien verträglich, können sich als nicht verträglich entpuppen – und umgekehrt.

»Versteckte« Allergien

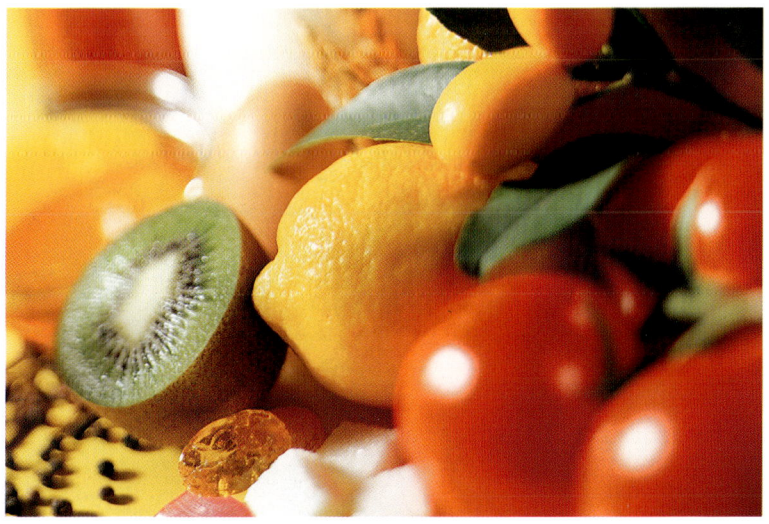

Saure Obstsorten und histaminreiche Lebensmittel wie Tomaten lösen häufig Unverträglichkeitsreaktionen aus.

Das Schwelmer Modell: Ernährungstherapie in 4 Schritten

Vielfältiges Essen erschwert die Zuordnung

Unsere Ernährung ist in der Regel so vielfältig, daß das Risiko für Unverträglichkeitsreaktionen auf viele Lebensmittel relativ hoch ist. Entweder essen wir einige wenige unverträgliche Lebensmittel sehr häufig, oder der einzelne verträgt tatsächlich viele verschiedene Speisen nicht. Um in diesem Dschungel einen Überblick zu gewinnen, müssen wir den Speiseplan überschaubar und damit überprüfbar machen. Dies mag zunächst so klingen, als sei dabei ein hohes Maß an Verzicht zu leisten. Doch sehen wir immer wieder, daß die Umstellung den Kindern weniger Probleme macht, als die Eltern befürchten. Offensichtlich haben Kinder ein gutes Gefühl für das, was ihnen bekommt und womit sie sich wohl fühlen. Lassen Sie sich die Aufstellung der »erlaubten« Lebensmittel (Seite 58) einmal gedanklich »auf der Zunge zergehen«, so werden Sie zugeben, daß sie erstaunlich umfangreich ist. Sie fordert heraus zu Phantasie und Kreativität, Anregungen bietet Ihnen die Übersicht auf Seite 59 und das Foto auf Seite 56.

Gesundes Essen, das schmeckt

BEI NEURODERMITIS HÄUFIG UNVERTRÄGLICHE LEBENSMITTEL

LEBENSMITTEL MIT HOHEM ALLERGEN-POTENTIAL	Kuhmilch und Kuhmilchprodukte, Hühnerei, Nüsse, Kräuter, Gewürze, Weizen, Soja, Fisch
SÄUREN	fruchtsäurereiches Obst wie Zitrusfrüchte, Kiwi, Stachelbeeren, Johannisbeeren, Rhabarber; Fruchtsäfte; Essig; Fertigprodukte mit Säuren
SÜSSUNGSMITTEL	Zucker, Honig, Dicksäfte, Süßigkeiten
HISTAMINREICHE LEBENSMITTEL	vergorene Nahrungsmittel (Sauerkraut), Tomaten, geräucherter Fisch (Makrele), Fischkonserven (Thunfisch), reifer Käse
GETRÄNKE, DIE ALLERGISCHE REAKTIONEN VERSTÄRKEN	Alkohol, Kaffee, schwarzer Tee

UMSTELLUNG DER ERNÄHRUNG – SCHRITT FÜR SCHRITT

ERSTER SCHRITT	2 bis 8 Wochen lang allergen- und reizstoffarme, abwechslungsreiche, schmackhafte Vollwertkost.
ZWEITER SCHRITT, BEGLEITET VON ARZT UND ÖKOTROPHO-LOGIN	3 Monate lang individuell allergenfreie Ernährung: ➤ Beschränken auf 15 bis 20 Lebensmittel. ➤ Unter Umständen für 10 bis 14 Tage beschränken auf nur ein Lebensmittel.
DRITTER SCHRITT	3 bis 6 Monate (manchmal länger!) wöchentlich ein weiteres Lebensmittel in den Speiseplan aufnehmen und so auf seine Verträglichkeit testen.
DAS ZIEL	Eine möglichst abwechslungsreiche und möglichst uneingeschränkte Vollwerternährung, die keine für Ihr Kind unverträglichen Lebensmittel enthält.

Entscheidend für den Erfolg der Ernährungstherapie sind das systematische Vorgehen und die enge Begleitung durch einen erfahrenen Arzt, einen Psychologen/Pädagogen und einen Ernährungsberater, insbesondere im zweiten und dritten Schritt.

Auch im Alleingang

1 Das Umstellen der Ernährung auf allergen- und reizstoffarme Vollwert-Kost (Seite 57) können Sie mit Ihrem Kind gefahrlos in Eigenregie durchführen. Voraussetzung dafür: Ihr Kind muß älter als 2 Jahre sein, normale Eßgewohnheiten haben und seinem Alter entsprechend entwickelt sein. In diesem ersten Schritt meiden Sie Nahrungsmittel, die Ihr Kind bekanntermaßen nicht verträgt, sowie solche, die häufig unverträglich sind oder die Symptome verstärken (Übersicht links). Die Nahrungsmittel sollen mit hoher Wahrscheinlichkeit verträglich, möglichst vollwertig und abwechslungsreich sein (Vorschläge Seite 59), den Nährstoffbedarf sichern und zudem gut schmecken (Bücher, Seite 93). Für diesen Schritt können Sie Ihrem Kind 2 bis 4 Wochen Zeit lassen. Um die Auswirkungen beurteilen zu können,

Knabberei für zwischendurch – Cashew-Kerne werden meist gut vertragen.

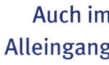

sollten Sie die neue Ernährungsweise weitere 6 bis 8 Wochen konsequent einhalten. Vielleicht notieren Sie in einem kleinen Tagebuch, wie sich die Haut und das Befinden verändern.

2 Das nächste Ziel ist eine individuell allergenfreie Ernährung. Dazu müssen wir die Zahl der verwendeten Lebensmittel auf 15 bis 20 reduzieren, eventuell sogar bis hin zu einer kurzzeitigen Ernährung mit nur einem Lebensmittel (Monodiät). Dabei und in der anschließenden Testphase muß die Familie begleitet werden von Arzt und Ökotrophologin, die Erfahrung mit Kinderernährung und Nahrungsmittelunverträglichkeiten haben. Damit Ihr Kind alle nötigen Nähr-

Monodiät ist die Ausnahme

stoffe bekommt, muß geschickt aus allen Lebensmittelgruppen ausgewählt werden (zum Beispiel 2 bis 3 Getreide, 4 bis 5 Gemüse, 3 Obstsorten, 2 Fleisch/Fisch, 2 Fette: Streichfett und Pflanzenöl, möglichst 1 bis 2 Milchprodukte: Schaf, Ziege, 3 bis 4 sonstige Lebensmittel wie Hefe, eventuell Sonnenblumenkerne, Cashewkerne, Mandeln). Trotz dieser Einschränkungen sehen wir immer wieder, daß die Kinder in dieser Zeit seelisch und körperlich gut gedeihen, teilweise sogar deutlich zunehmen. Wenn ein Speiseplan gefunden ist, der Freude am Essen zuläßt und gleichzeitig mit Sicherheit verträglich ist, gönnen wir Eltern und Kind eine Testpause: Über 2 bis 3 Monate bleibt die

Nur unter fachlicher Begleitung

Wichtig: Testpause zur Erholung

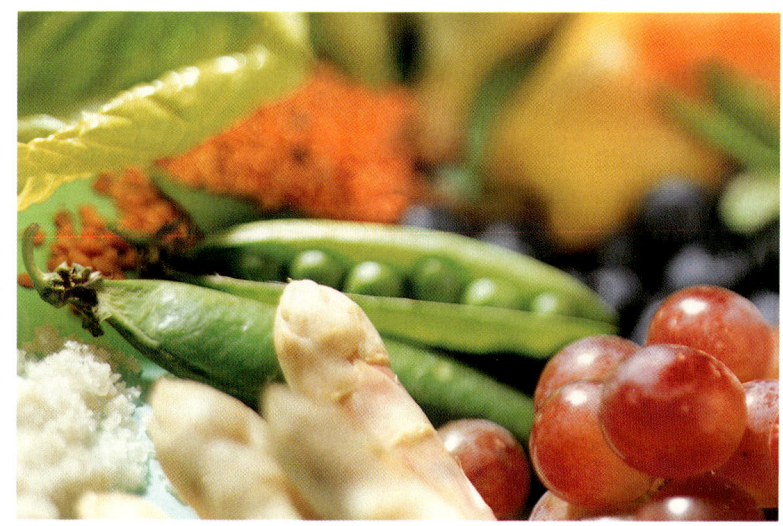

Mit Fantasie kombiniert sind auch allergenarme Früchte und Gemüse ein Gaumenschmaus.

TIP!

Viele Allergene verlieren ihre Potenz durch Garen (Dünsten, Kochen, Backen). Deshalb sollten Sie die zu testenden Nahrungsmittel vorsichtshalber zuerst in gegartem Zustand geben. Wenn ein Lebensmittel gegart vertragen wird, können Sie es im nächsten Schritt auch roh versuchen.

jede Woche einen Verträglichkeitstest mit einem neuen Lebensmittel (unten). Jetzt sind die Reaktionen den einzelnen Lebensmitteln deutlich zuzuordnen. Damit der Speiseplan rasch abwechslungsreicher wird, beginnen wir mit den am wenigsten risikoreichen Lebensmitteln (Übersicht Seite 58).

Aufbauphase: Wöchentlich ein Lebensmittel testen

Ernährung unverändert, was die Haut bessert, gleichzeitig die Aufmerksamkeit von Haut und Essen ablenkt.

3 Beim weiteren Ernährungsaufbau macht das Kind etwa

4 So nähert sich der kleine Patient allmählich dem Ziel der möglichst uneingeschränkten Vollwerternährung, in der seine Unverträglichkeiten und Allergien berücksichtigt sind. Auf dem täglichen Speiseplan sollten

Schmackhafte Vollwertkost

Der Verträglichkeitstest

Kinder über 2 Jahre essen oder trinken das zu testende Lebensmittel am ersten Testtag bei einer beliebigen Mahlzeit, die Portion richtet sich nach ihrem Alter und der Art des Lebensmittels. Das Testessen sollte tagsüber sein, nicht unmittelbar vor einer längeren Schlafenszeit, damit nicht Reaktionen den Schlaf stören oder starke Reaktionen zu spät erkannt werden. Wenn der Tag und die folgende Nacht ohne auffällige Veränderungen ablaufen, gibt es das gleiche Lebensmittel am zweiten Testtag häufiger und in größeren Mengen. Wenn Sie bis zum dritten Testtag nichts Auffälliges beobachten, was mit dem Testlebensmittel zusammenhängen könnte, gilt das Lebensmittel als verträglich, im Tagebuch notieren Sie eine negative Testreaktion. Bei kleineren Kindern ist wegen der kleineren Portionen eventuell zu einem dritten oder sogar vierten Beobachtungstag zu raten.

ALLERGEN- UND REIZSTOFFARME,
MEIST GUT VERTRÄGLICHE LEBENSMITTEL – EINE AUSWAHL

GETREIDE	Dinkel, Roggen, Hafer, Gerste, Kamut, Reis, Mais, Hirse, Buchweizen, Amaranth, Quinoa
GEMÜSE	Blattsalat, Blumenkohl, Bohnen, Erbsen, Kohlrabi, Lauch, Linsen, Mangold, Pilze, Rosenkohl, Rotkohl, Spargel, Spinat, Weißkohl, Wirsing, Zucchini
OBST	süße Apfelsorten, Banane, Birne, Heidelbeere, Mango, Wassermelone, Weintraube
FLEISCH	Rind, Pute, Huhn, Hähnchen, Kalb, Kaninchen, Lamm, Wild
FISCH	Hochseefisch (nach Rücksprache mit Arzt oder Ernährungsberaterin)
FETT	Sauerrahmbutter, kaltgepreßtes Pflanzenöl, ungehärtetes Kokosfett, Palmkernfett
GETRÄNKE	Mineralwasser Blättertees aus Brennessel-, Melissen-, Brombeerblättern
SONSTIGES	Vollmeersalz Hefe, Sauerteig Mandeln, Cashewkerne, Sonnenblumenkerne, Sesam
MILCHPRODUKTE	von Ziege, Schaf, Stute

ALLERGENARME MAHLZEITEN:
VORSCHLÄGE VOM FRÜHSTÜCK BIS ZUM ABENDBROT

FRÜHSTÜCK	➤ Dinkelbrot mit selbstgemachtem Aufstrich (Seite 63) oder Marmeladen, Ziegen- oder Schafskäse, aufgeschnittener Putenbrust ➤ Hirsebrei mit Früchten ➤ Müsli aus Maiscornflakes, Dinkelflocken, verträglichen Trockenfrüchten, Schaf- oder Ziegenmilch, selbstgekochtem Apfel- oder Birnensaft ➤ Frischkornbrei aus Dinkel oder Hafer mit frischem Obst, Trockenobst oder Gemüse (verträgliche Sorten)
ZWISCHEN-MAHLZEIT	➤ verträgliches Obst, roh oder als Kompott ➤ Ziegen- oder Schafjoghurt mit Früchten ➤ Sojamilch oder Sojajoghurt ➤ Waffeln aus Dinkel, Reis oder Hirse mit Sauerrahmbutter oder Ziegenquark ➤ Eis aus pürierten Früchten (verträgliche Sorten) mit Schaf- oder Ziegenjoghurt oder Sojamilch/-joghurt ➤ Trockenfrüchte (verträgliche Sorten) ➤ rohes Gemüse wie Salatgurke, Möhren, Kohlrabi
MITTAGESSEN	➤ gedünstetes Gemüse, Getreidebratlinge und Kartoffeln ➤ Gemüseauflauf, mit Ziegengouda überbacken, mit Soße aus Dinkelmehl, Sauerrahmbutter, Ziegenmilch, Sojamilch oder Gemüsedünstwasser ➤ verträgliches Fleisch, nicht scharf angebraten
ABENDESSEN	➤ Gemüsemahlzeit (siehe Mittagessen) ➤ Brot mit selbstgemachtem Aufstrich (Seite 63) oder Schafs-, Ziegen-, Sojakäse ➤ Salat aus gekochtem Gemüse ➤ Rohkostsalat (kleine Menge)
»LECKERCHEN«	➤ Sweat Crossies aus ungezuckerten Cornflakes, Banane und Sauerrahmbutter, eventuell Kakao oder Carob (Reformhaus) ➤ süße Knusperriegel aus Butter, Dinkelflocken, pürierten Trockenfrüchten (verträgliche Sorten), Sonnenblumenkernen, Sesam, Mandeln, eventuell später Honig ➤ Reiswaffeln ➤ selbstgemachte Kartoffel- oder Maischips

Lebensmittel aus allen Gruppen in einem ausgewogenen Verhältnis stehen. Sie werden roh verzehrt (soweit verträglich) oder schonend gegart (siehe Tip, Seite 57), die Nahrung ist möglichst naturbelassen und stammt überwiegend aus heimischem, kontrolliert biologischem Anbau. Im Idealfall können Arzt, Patient und Familie diese Erfahrungen allein machen, in schwierigen Situationen ist jedoch die erfahrene ernährungswissenschaftliche Begleitung erforderlich. Manchmal verlieren sich mit der Zeit einige, *Manche* möglicherweise sogar alle früheren Unverträglichkeiten, Lebensmittel können wieder verzehrt werden, ohne daß es zu Unverträglichkeits-Reaktionen kommt. Dies gilt allerdings nicht für alle Patienten und nicht unbedingt für alle zuvor unverträglichen Lebensmittel.

Manche Allergie verschwindet

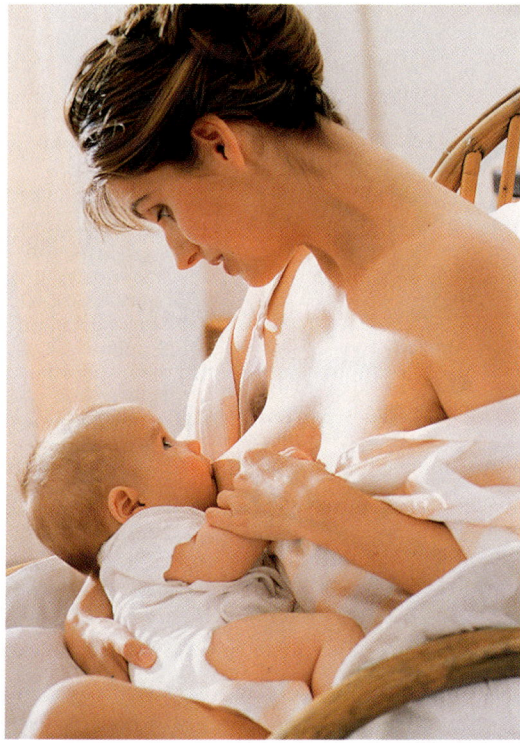

Gewöhnen Sie Ihr Baby nur langsam an Beikost

● Die ideale Nahrung für einen Säugling ist die Muttermilch, auch wenn eine beginnende Neurodermitis des Kindes die stillende Mutter zwingt, sich selbst allergen- und reizstoffarm zu ernähren (Übersicht Seite 58). In den meisten Fällen bleibt die Neurodermitis des Kindes so in einem erträglichen Rahmen.

Am besten ein halbes Jahr voll stillen

● Nach 6 Monaten Stillzeit beginnen Sie mit dem Abstillen – behutsam, mit viel Einfühlungsvermögen und Zeit. Ersetzen Sie die Mahlzeiten nach und nach durch Brei und nehmen Sie pro Woche nur ein neues Lebensmittel in den Speiseplan Ihres Babys auf. Auf der Basis von Hirse- oder Reisflocken können Sie einen süßen Obstbrei (gekochte Birne, Banane, gekochter süßer Apfel) herstellen oder einen Gemüsebrei (Zucchini, Fenchel, Kohlrabi, Brokkoli, Blumenkohl,

Stillen bietet nicht nur Schutz vor Allergenen. Der innige Kontakt stärkt die Bindung von Mutter und Kind.

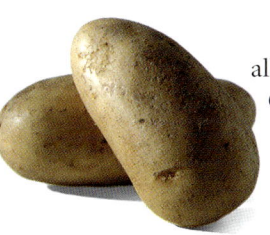

Für Babys ersten Brei eignen sich Kartoffeln, gemischt mit verträglichem Gemüse.

alles gekocht). Für den Gemüsebrei können auch Kartoffeln als Grundlage dienen. Bei Säuglingen empfehlen wir, nur Lebensmittel aus kontrolliert biologischem Anbau zu geben.
- Ist Ihr Kind etwa 8 Monate alt, geben Sie den Breien etwas Fett zu (Sauerrahmbutter, Keimöl) und einmal täglich eine Fleischportion (Pute oder Rind) von circa 30 Gramm.
- Mit etwa 10 Monaten kann Ihr Baby regelmäßig ein kaltgepreßtes Pflanzenöl bekommen, und Sie können Schaf- oder Ziegenjoghurt unter den Obstbrei mischen.

Übergang zur Normalkost

- Mit 12 Monaten können Sie bei Ihrem Kind auch Kuhmilchprodukte und glutenhaltige Getreide (Weizen, Dinkel, Roggen, Hafer, Kamut) versuchen.
- Das ideale Getränk ist natrium- (weniger als 20 mg/l) und kohlensäurearmes, calciumreiches (mehr als 200 mg/l) Mineralwasser, eventuell gelegentlich gemischt mit ein wenig selbst gepreßtem und gekochtem Obstsaft aus verträglichen Sorten.
- Gegen Ende des ersten Lebensjahres können Sie den Abstillprozeß beenden. Jetzt wird Ihr Baby

Das richtige Getränk

zum Kleinkind und kann Backwaren, Brot und Aufstriche essen (Übersicht der allergen- und reizstoffarmen Nahrungsmittel auf Seite 58). Damit die Zähnchen mehr zu tun bekommen, pürieren Sie die Breie nicht mehr ganz so fein.

Der Aufbau der Ernährung bei 1- bis 2jährigen

Ist das Kind bei Auftreten der Neurodermitis schon über das Säuglingsalter hinaus, kann es ratsam sein, seinen Speiseplan zunächst für etwa 2 Wochen auf eine überschaubare und kontrollierbare Menge von 6 bis 8 Lebensmitteln einzuschränken. Im Anschluß daran können Sie bis zu 20 Lebensmittel in den Speiseplan aufnehmen. Erst danach folgen die 2- bis 3monatige Testpause und die wöchentlichen Verträglichkeitstests (Seite 57).

Gekochte Birne ist säurearm und schmeckt den meisten Kindern gut.

> **WICHTIG**
> Bei Säuglingen und Kleinkindern ist in jedem Fall eine pädagogische und ökotrophologische Begleitung von Mutter und Kind erforderlich – neben der medizinischen Betreuung durch den erfahrenen Kinderarzt.

Ersatzstoffe

Triebmittel
kohlensäurehaltiges Mineralwasser, Sauerteig aus Dinkelmehl, Bäckerhefe

Bindemittel
Maisstärke, Kartoffelstärke, Hirse-/Dinkelmehl (fein gemahlen), Guarkernmehl, Johannisbrotkernmehl

Salatsoße
Öl, selbstgepreßter Apfelsaft, Ziegenquark oder -joghurt, Sojamilch, Gemüsedünstwasser

Hühnerei-Ersatz
Buchweizenmehl, Sojamehl (1 EL Mehl + 2 EL Wasser entspricht 1 Ei)

Kuhmilch-Ersatz
Sojamilch, Ziegen-/Schafsmilch, Getreidemilch, Linsenmilch, Mandelmilch

Das Essen der Familie

Wenn Eltern sich für den vorgestellten Weg entscheiden, fragen sie sich natürlich, ob auch die Familie die Ernährungstherapie mitmachen muß. Meine Antwort ist ein klares »Nein«. Eine Therapie braucht nur das kranke Kind. Es hilft dem kleinen Patienten gar nichts, wenn die Eltern und gesunde Geschwister sich disziplinieren, ohne dafür einen Erfolg

Geschwister und Eltern sollten sich nicht einschränken

zu erfahren. Vielmehr machen sie dem betroffenen Kind Schuldgefühle und schmälern seine Leistung.

Dennoch braucht das Kind die Unterstützung von Eltern und Geschwistern. Hilfreich und für die Köchin entlastend ist es sicher, wenn sich die Ernährung der ganzen Familie der des Patienten anpaßt. Bei einer Vollwerternährung aller zum Beispiel sind die Unterschiede dem Neurodermitiker zwar bewußt, aber keine ständige Herausforderung.

Also: Wenn ein Kind auf Kuhmilch verzichten muß, weil sie seine Hautprobleme verstärkt, dann mag das manchmal schwer sein. Wenn es aber etwas anderes Leckeres trinken kann und der Erfolg sich einstellt, wird es kein Verlangen nach der Milch mehr haben. Daraus folgt aber nicht, daß nun für alle keine Kuhmilch mehr ins Haus kommt. Natürlich müssen wir nicht das Lieblings-Naschwerk vor den Augen des Kindes essen. Ein solches Handeln würde das Kind sicher verletzen und auf Dauer überfordern.

Den Mittelweg finden

WICHTIG

Ein Kind, das eine Ernährungstherapie macht, ist eher zu bewundern als zu bedauern!

TIP!

Selbstgemachte Brotaufstriche

Für einen süßen Brotaufstrich pürieren Sie 1 Banane, 1 getrocknete Birne (vorher einweichen), 1 gedünstete Birne (oder andere verträgliche Sorten) und geben 1 Tasse weiche Butter und 1 Tasse gemahlene Sonnenblumenkerne (oder Mandeln, Cashewkerne) hinzu. Eventuell mit Kakao oder Carob (Reformhaus) verfeinern. Nochmals pürieren und kalt stellen.
Für einen herzhaften Aufstrich pürieren Sie verträgliches Gemüse oder gegartes Fleisch mit weicher Butter im Verhältnis 1:1.
Im Schraubdeckelglas halten sich die Aufstriche im Kühlschrank etwa 10 Tage. Wenn Sie sie einfrieren, sollten Sie sie nach dem Auftauen nochmals pürieren.

Mineralwasser – das ideale Getränk

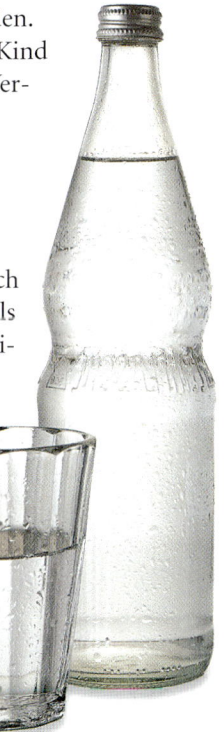

Jede Umstellung braucht Zeit

● Natürlich bemerkt Ihr Kind die Veränderungen in der Ernährung und widersetzt sich vielleicht zunächst. Sprechen Sie offen mit ihm darüber. Schließlich soll es ja lernen, was es essen kann, und was besser nicht. Es soll wissen, was sich in seiner Ernährung verändert hat oder noch verändern soll und mit welchem Ziel das geschieht. Gleichzeitig sind wir alle aber an unsere Ernährung gewöhnt und verändern unsere Gewohnheiten nicht gern. Jede Erklärung, die wir Kindern geben über das Warum und die Folgen, geschieht verstandesmäßig und ist keine Antwort auf Gefühle von Verbot, Verzicht und Enttäuschung. Auch der neue Genuß will erst einmal gelernt werden. Wenn dies gelingt, wird Ihr Kind schließlich immer seltener Verzicht empfinden.

● Sicher fällt es Ihrem Kind nicht immer gleichermaßen leicht, seine Ernährungseinschränkungen gelassen zu meistern. Wenn es sich jedoch auch angenommen weiß, falls es seine Verärgerung oder seine Wut einmal zeigt, dann wird es grundsätzlich eher motiviert und stark sein in der Durchführung und »Versuchungen« besser widerstehen können.

Die Kinder müssen die Änderung begreifen

Unmutsreaktionen sind normal

Sicherheit vermitteln

Oft sind es eher die elterlichen Sorgen, ihr Mitgefühl und die elterlichen Vorstellungen von »Entbehrung«, die Kinder verunsichern und sie zum Machtkampf herausfordern. Das Kind muß überprüfen, ob die Eltern es ernst meinen mit dem, was sie tun. Nur wenn die Eltern sicher sind (und nicht nur so tun, als ob), kann auch das Kind sicher werden. Dann kann es mehr und mehr lernen, selbständig auf seine Ernährung zu achten und auch mit »Versuchungen« und Zweifeln umzugehen.

Die Selbständigkeit fördern

Konsequent sein

Stellen Sie sich vor: Sie haben etwas Alkoholisches in Ihrem Glas und das Kind möchte unbedingt davon trinken. Werden Sie es trinken lassen? Wahrscheinlich werden Sie das Glas festhalten, es wegräumen oder Ihrem Kind auf andere Weise deutlich machen, daß es Alkohol nicht trinken darf. Und dabei sind Sie sich völlig sicher, das Richtige zu tun. Wenn Sie Ihrem Kind Nahrung vorenthalten, die ihm nicht bekommt, die es quälen wird, dann tun Sie auch das Richtige – Sie tun Ihrem Kind etwas Gutes.

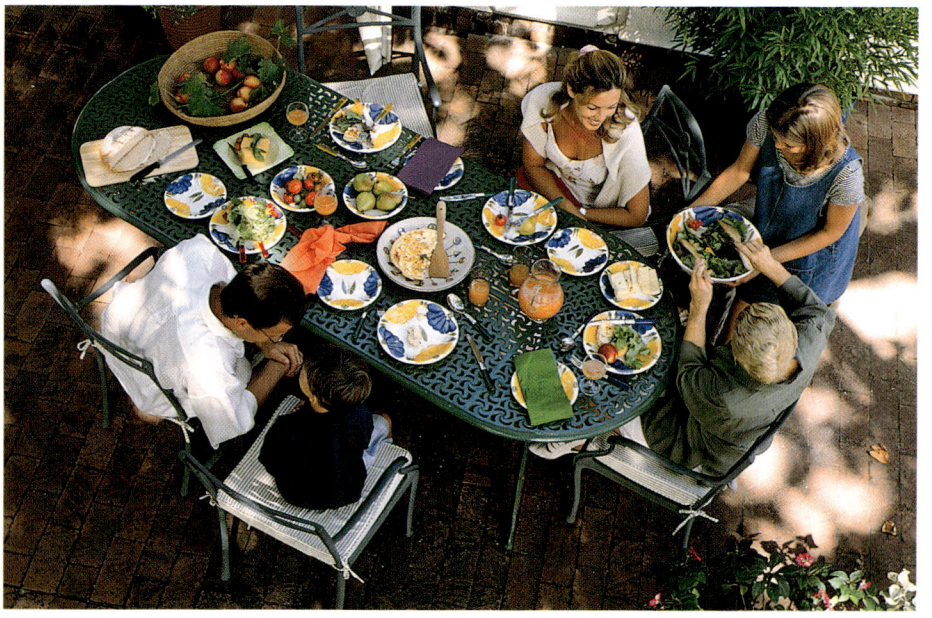

In fröhlicher Runde schmeckt's besonders gut – auch wenn Ihr Kind das eine oder andere nicht essen darf.

Machtkämpfe vermeiden

Nehmen Sie die Diät als Selbstverständlichkeit

Unsichere Eltern lassen sich auf einen Machtkampf ein, sie haben Mitleid und beziehen jede kindliche »Essensattacke« auf die Ernährungsumstellung. Sie fühlen sich allein verantwortlich, oft sogar schuldig für die Einschränkungen auf dem Speiseplan. Denken Sie immer wieder daran: Dieser Weg bedeutet nur vorübergehend Einschränkung, Ihr Kind hat gute Aussicht auf Erfolg, Sie handeln nicht willkürlich, sondern verantwortlich. Im Übrigen: Auch »normal« ernährte Kinder haben Phasen, in denen sie Essensverweigerung und Machtkampf ums Essen proben. Möglicherweise steckt Ihr Kind gerade in einer solchen Phase, und sein Verhalten hat gar nichts mit der Ernährungsumstellung zu tun.

Tips für Kindergarten und Schule

Checkliste für Lebensmittel

● Versorgen Sie Kindergarten und eventuell Schule mit einer Liste, die alle Nahrungsmittel enthält, die Ihr Kind essen darf, und auch den geeigneten Ersatz für Fehlendes nennt. Kindergärtnerinnen und Lehrer geben Ihrem Kind die nötige Unterstützung, wenn sie ausreichend informiert sind (Seite 83).
● Bieten Sie den Kindergärtnerinnen Alternativen in der Ernährung. Wenn Ihr Kind Appetit auf etwas Süßes hat, muß es auch etwas Süßes als Ersatz geben – »Leckerchen« müssen »Leckerchen-Wert« haben. Entweder stellen die Eltern sie zur Verfügung, oder es gibt für alle Kinder nur solche Leckerchen, die auch Ihr kleiner Neurodermitiker essen kann. Schon mancher Kindergarten hat sich bei Koch- und Backaktivitäten mit den Kindern auf den möglichen Weg eingestellt und damit gute Erfahrungen gemacht.

Meist ist das gemeinsame Essen möglich

● Trauen Sie Ihrem Kind auch zu, daß es einsieht: Dieser gemeinsame Weg ist nicht immer möglich. Sonst könnte es zu einer Zumutung für die anderen Kinder (oder Geschwister) werden – keine gute Basis für eine partnerschaftliche Beziehung.

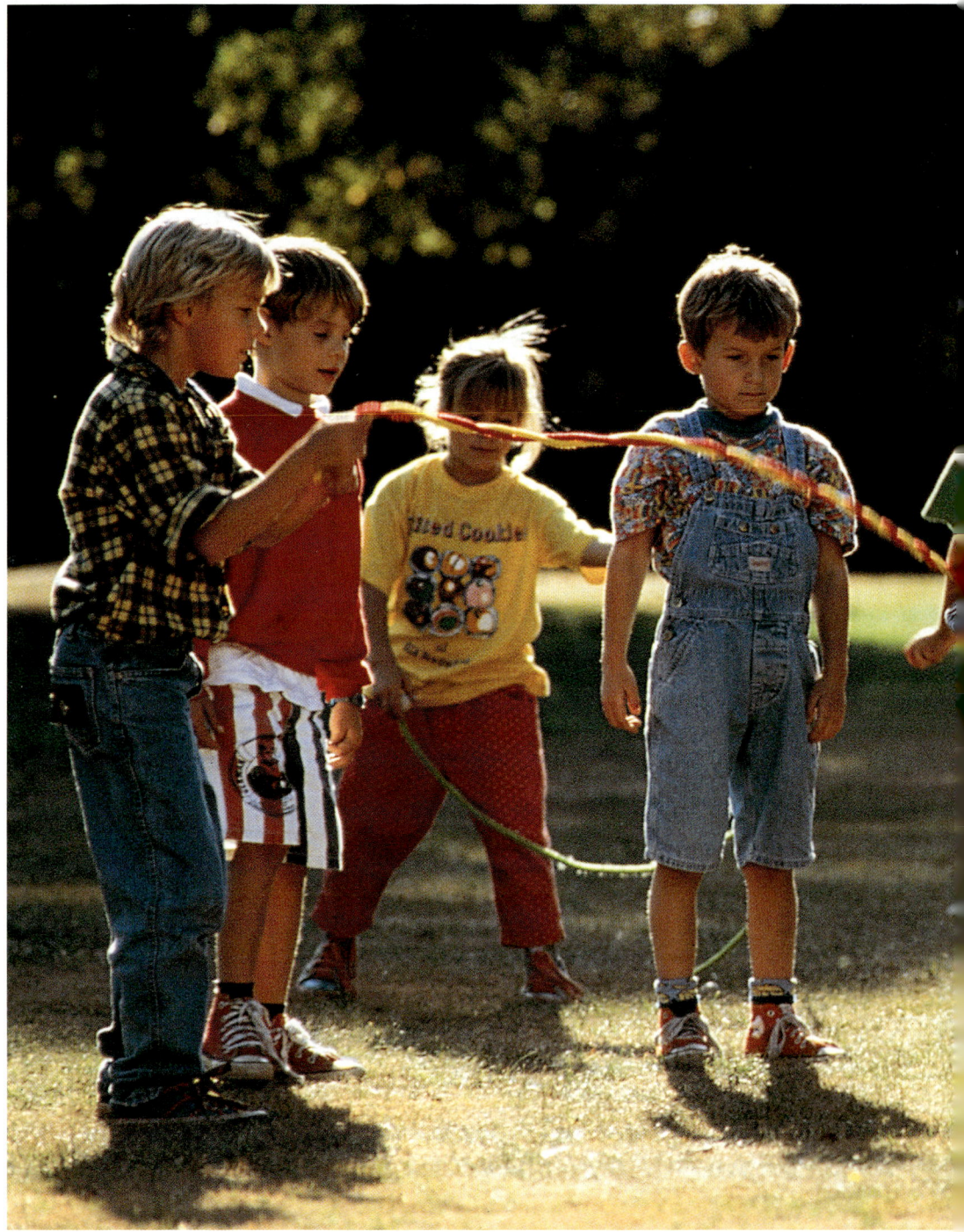

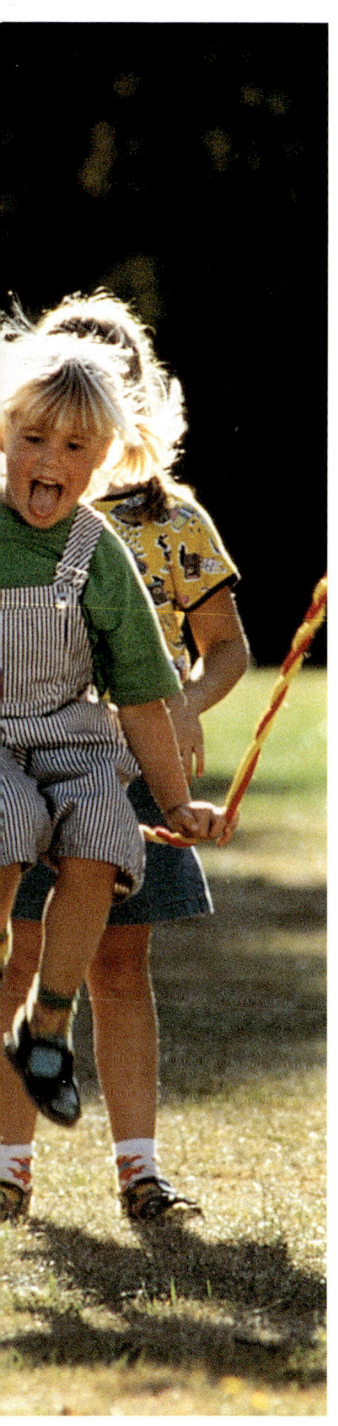

Das Kind in der Familie

Gelassenheit, Mut, Zuversicht und Lebensfreude trotz Krankheit sind die besten Begleiter auf dem Weg zu mehr Gesundheit. Diese Haltung zu bewahren, fällt Eltern bei einer chronischen Krankheit ihres Kindes besonders schwer. Erziehung und Familienleben können die Krankheit nicht ausklammern, sollen ihr aber auch nicht zuviel Gewicht geben.
Neue Kraft schöpfen können Eltern und Kind durch bewußt erlebte Entspannung etwa mit Autogenem Training.
Wichtig ist auch, daß Sie Ihr Kind in Kindergarten und Schule, bei Spiel und Sport so unterstützen, daß es sich trotz Krankheit in der Gemeinschaft wohl und ihr zugehörig fühlt, sich überdies normal entwickelt.

Die Psyche als Auslöser und Verstärker

Die Reaktionen der anderen

Neurodermitis ist eine Krankheit, die man nicht verbergen kann. Viele Kinder und Eltern klagen darüber, daß sie immer und überall gutgemeinten Ratschlägen ausgesetzt sind und sich gegen das Angesprochenwerden kaum wehren können. Dies ist lästig und unangenehm, weil es immer wieder »den Finger in die offene Wunde legt«, auf den »Makel« hinweist und dadurch das Gefühl der Hilflosigkeit verstärkt. Eltern fragen sich, was sie falsch machen – Schuldgefühle entstehen, teilnehmende Fragen werden als Vorwürfe verstanden. So sind Eltern und Kind dauernd mit dem Kranksein konfrontiert, und wenn sie selbst die Krankheit kurzzeitig einmal vergessen, werden Spiegel und Mitmenschen sie daran erinnern.

Die Krankheit läßt sich schlecht verstecken

Die Umwelt als Spiegel

Das psychische Gleichgewicht

Es ist nicht die Persönlichkeit des Menschen, die ihn zum Neurodermitispatienten macht. Vielmehr verstehen wir es heute so:

Wenn jemand erblich dazu veranlagt ist, kann durch anhaltende Reize ein endogenes Ekzem (Seite 10) entstehen. Belastungen sind individuell unterschiedlich zu definieren und können aus allen Bereichen unseres Lebens kommen. Auf die Psyche bezogen heißt das: Was der Einzelne als Reiz, Belastung, Streß empfindet, kann nur er selbst feststellen. Auch wie wir mit Belastungen umgehen, ist sehr verschieden. Wie finden wir Ausgewogenheit zwischen Anspannung und Entspannung, zwischen Freude und Sorge, Angst und Zuversicht?

Kinder brauchen Sicherheit und Geborgenheit, wie sie liebevolle Eltern am besten geben können.

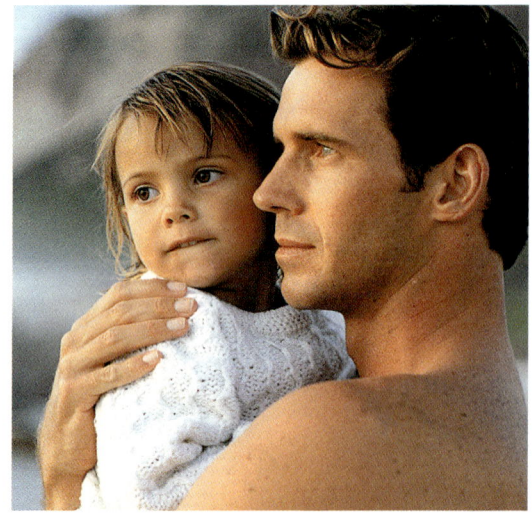

Gefühle ausdrücken lernen

Viele Menschen sind es gewohnt, ihre Gefühle für sich zu behalten. Dabei sind Emotionen die eigentliche »Sprache« dessen, was wir erleben. Wir Erwachsenen müssen es erst wieder lernen, unsere Gefühle wahrzunehmen und angemessen auszudrücken. Oft mit viel Mühe und therapeutischer Hilfe. Wie sollen da unsere Kinder sich etwas bei uns abschauen können? Sie beobachten uns und sehen, was wir tun und was wir können. Sie nehmen sich an uns ein Beispiel.

Kinder nehmen die Eltern zum Vorbild

Natürlich müssen wir Gefühle auch mal vor anderen verbergen. Wenn dies jedoch die Grundhaltung ist, wenn die Zurückhaltung übertrieben wird, dann geht uns nicht nur viel verloren, dann werden wir krank. Der eine bekommt dann Magengeschwüre, der andere Herz-Kreislauf-Probleme und der dritte eben Neurodermitis. Die Meisterschaft in der Selbstkontrolle ist nur zu einem hohen Preis zu haben.

Krank durch psychische Belastungen

Wenn jede Berührung schmerzt

Hautgesunde können sich kaum vorstellen, daß Gestreicheltwerden zum schmerzhaften Prozeß wird. Selbst die zarteste Berührung der Haut kann weh tun und unangenehme Gefühle auslösen. Auch etwas zu ertasten und zu erspüren, fühlt sich bei Neurodermitis anders an. Unterschiede verschiedener Materialien auf der Haut können die kleinen Patienten ebenso wenig wahrnehmen wie etwa das angenehme Gefühl des lauen Sommerwindes oder den Kontakt mit Wasser. Häufig können die Kinder sich diese Hautgefühle gar nicht mehr vorstellen, selbst wenn sie sie aus beschwerdefreien Zeiten kennen. Wieviel schlimmer jedoch, wenn es zu solchen Erfahrungen gar nicht erst kommen kann. Wir sehen hierin die höchste Motivation, alles nur eben Sinnvolle und Mögliche zu tun, um diese Entwicklung zu beenden und positive Hauterfahrungen zu ermöglichen.

Fehlende Hautgefühle

Folgen für die kindliche Entwicklung

Aus Sorge, dem Kind Schmerzen zu bereiten, wird es nicht berührt, nicht gestreichelt, wird An- und Auskleiden nicht genossen, sondern schnell erledigt. Dies vor allem dann, wenn die Kinder nackt – ohne die schützende Kleidung – dem oft extremen Juckreiz nachgeben und die Haut im Kratzen zerstört wird.
Wenn Eltern diese Zusammenhänge erkennen, fragen sie sich:

Wenn die Haut zerstört ist

Was ist schlimmer, ein Kind zu wenig zu berühren und damit seine Entwicklung über das Tast-Empfinden nicht zu fördern oder es zu streicheln, es anzufassen, wissend, daß Berührungen unangenehme Gefühle verursachen? Fragen dieser Art sind kaum zu beantworten. Eltern jedenfalls spüren diesen Zwiespalt fast körperlich und das Kind mit Sicherheit auch. Sie plagen sich oft jahrelang mit Zweifeln und der Suche nach dem richtigen Umgang mit ihrem Kind und seiner Haut.

Eltern im Zwiespalt

Teufelskreise vermeiden

Der direkte Körperkontakt wird vermieden

Oft genug wird das Eincremen zum einzigen Hautkontakt; bei Eltern und Kind prägt sich ein: Zwischen streichelnder Hand und gestreichelter Haut muß immer eine Creme sein. Daß nur mit Creme die Berührung der Haut stattfinden kann, ohne Reue und ohne Zweifel. Welch ein Verzicht! So ist die Neurodermitis als eine Krankheit zu verstehen, die durch psychische Faktoren verstärkt und ausgelöst werden kann, die aber andererseits auch psychische Folgen und Belastungen mit sich bringt, die wiederum zu Auslösern und Verstärkern werden können. Diesen Teufelskreis zu erkennen und zu durchbrechen, ist Aufgabe der Eltern und der Therapeuten.

Die Eltern-Kind-Beziehung

Kinder brauchen unsere Hilfe und Unterstützung um zu lernen, daß sie Gefühlen, die sie wahrgenommen haben, trauen können, und ihre Gefühle ausdrücken dürfen. Es tut gut zu weinen, wenn einem zum Weinen zumute ist. Weinen hat eine entlastende und damit auch entspannende Wirkung – und das nicht nur bei Kindern.

Gefühlsausbrüche können entlasten

Lassen Sie auch negative Gefühle zu

Eltern jedoch reagieren meist so, daß ihr Kind deutlich spürt, es möge doch bitte schnell aufhören zu weinen (»Ein Junge weint doch nicht, du bist doch schon groß«). Das Kind muß den Eindruck gewinnen, daß sein Weinen die anderen stört, daß es nicht erwünscht ist, und daß die Eltern sich bemühen, sein Weinen so schnell wie möglich zu beenden.

So kann Weinen nicht entlastend sein, Gefühle stauen sich an und belasten. Ein Kind hält den Stau seiner Gefühle nicht lange aus. Aber es kann krank dadurch werden, und das schneller als ein Erwachsener.

Ehrlich miteinander umgehen

Keine doppeldeutigen Botschaften

Wichtig ist, daß Eltern sich ihrem Kind gegenüber klar und eindeutig verhalten. Wenn das Kind die Mutter lachen sieht, aber spürt, daß sie eher traurig ist, wird es in seiner Wahrnehmung verunsichert. Es weiß nicht, worauf es sich verlassen soll, auf das, was es sieht, oder auf das, was es fühlt. Schon ein Baby nimmt die Stimmungen um sich herum wahr, noch bevor es ein Wort versteht. Was unsere Gefühle angeht, können wir unseren Kindern nichts vormachen. Natürlich erleben die Kinder ihre Eltern auch, wenn sie übelgelaunt sind oder es ihnen schlecht geht. Nur wenn die Eltern nicht dazu stehen, geraten die Kinder in Zweifel.

Den eigenen Gefühlen folgen

Ehrlichkeit ist zu fordern: Wenn ich mit dir spiele, so tue ich es, weil ich Lust dazu habe. Wenn ich lache, ist mir auch zum Lachen mit dir zumute. Wenn ich mit dir schmuse, dann genieße auch ich es.

Die Kinder nicht unterschätzen

Kinder können eine Ablehnung gut ertragen, wenn es auch das ehrliche Gefühl des Angenommenseins gibt. Sie können es sogar ertragen und verkraften, wenn die Eltern sich streiten – vorausgesetzt sie erleben auch, daß sie sich wieder gut sind und sich versöhnen.

Es darf nicht darum gehen, Gefühle zu verbieten. Wer Aggression einem anderen gegenüber spürt, das aber nicht zeigen darf, wird die Aggression letztlich gegen sich selbst richten. Gefühle angemessen und für die Mitmenschen akzeptabel auszudrücken – das ist die Basis für seelische Gesundheit und körperliches Wohlbefinden.

Wenn man sich nicht wohl fühlt, tun Nähe und Zärtlichkeit besonders gut.

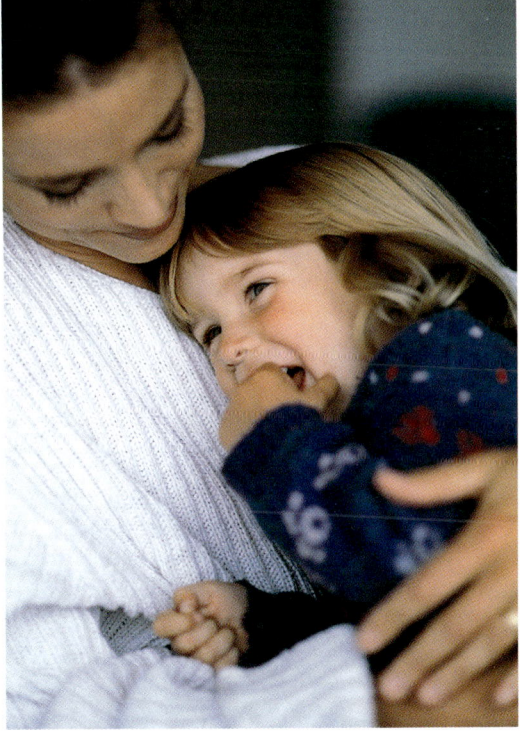

Wenn die Krankheit dauert

Neurodermitis verläuft meist chronisch und in Schüben. Phasenweise ist das Kind dabei sehr krank. Wie verhalten sich Eltern, wenn ihr Kind krank ist? Sie pflegen es, kümmern sich, helfen ihm, tun vieles in größerem Ausmaß als sie es tun würden, wenn das Kind gesund wäre, zum Beispiel auf dem Arm wiegen, vorlesen, Geschichten erzählen, nachts am Bett wachen, spielen oder das Lieblingsessen kochen. Wir alle finden das sicher normal, tun das alles auch gern, stellen unsere persönlichen Bedürfnisse bereitwillig zurück – wissend, daß es nur vorübergehend so sein wird.

Erhöhte Zuwendung

Das Kind im Mittelpunkt

Wenn wir uns bei einem chronisch kranken Kind genauso verhalten, aber eben auf Dauer, wird es problematisch: Bei den Eltern kommt es zu Überforderungen, zu Entbehrungen (etwa von Schlaf), zu gereizten Begegnungen mit dem Kind, zu Ungeduld und Schuldgefühlen – »wie konnte ich nur! Das Kind kann ja nichts dafür«. Die Schuldgefühle verlangen Ausgleich, Eltern geben sich die größte Mühe, noch mehr zu leisten in der Betreuung ihres Kindes, es folgen stärkere Über-

Überforderung und Schuldgefühle

forderung und Erschöpfung – ein Teufelskreis.

Das Kind spürt die Verzweiflung, die Überforderung der Eltern, es hält sich für verantwortlich und fühlt sich ebenfalls schuldig. Die Folge sind Spannungen, die zum Juckreiz und zum Kratzen führen – das Kind wird noch kränker.

Empfehlungen für die Eltern

● Auch wenn es Ihnen schwer fällt: Konzentrieren Sie sich zu bestimmten Zeiten auf sich selbst. Wenn Sie Ihre eigenen Bedürfnisse wahrnehmen und dafür sorgen, wenigstens einige zu befriedigen, können Sie wieder Kraft tanken für die schwere Aufgabe der Pflege und Betreuung Ihres Kindes. Gestehen Sie sich zu, daß es Ihnen auch einmal gut gehen darf, obwohl es dem Kind nicht gut geht. Sich diese Freiheit zu nehmen, kommt letztlich dem Kind zugute. Es wird am nächsten Morgen eine ausgeglichenere Mutter, einen zufriedeneren Vater vor sich haben.

Denken Sie auch einmal an sich

● Es ist nicht egoistisch, sondern notwendig, daß Eltern sich auch um sich selbst kümmern. Das gilt für den Vater und für die Mutter als Einzelne, aber auch für die Eltern als Paar. Wenn ein Kind über viele Jahre chronisch krank und in besonderem Maße pflegebedürftig ist, vernachlässigen die

Sie sind nicht nur Eltern, sondern auch ein Paar

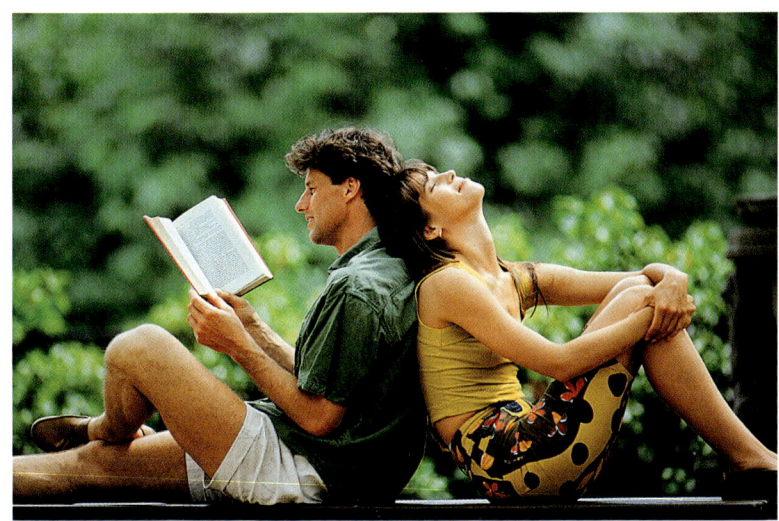

Abschalten, entspannen – nehmen Sie sich immer wieder Zeit, allein zu zweit etwas zu unternehmen.

Eltern oft ihre Paarbeziehung. Auch hierfür hat das Kind ein deutliches Gespür. Ich habe viele Partnerschaften in der Krise gesehen während der schwersten Zeit ihres kranken Kindes. Dabei ist es gerade in dieser Phase wichtig, daß die Eltern zusammenhalten, sich gemeinsam um Bewältigung bemühen, gemeinsam nach dem richtigen Weg suchen und sich aufeinander verlassen können. Das Kind spürt die Krisen der Partnerschaft oft eher als die Eltern selbst. Unsicherheiten machen dem Kind Angst. Gerade wenn es ihm schlecht geht, braucht es Verläßlichkeit. Noch ein Grund mehr, sich als Paar auch um sich selbst zu kümmern. Nutzen Sie die Kraftquelle für sich und für die ganze Familie.

Schwierige Zeiten gemeinsam durchstehen

Der Teufelskreis von Juckreiz und Kratzen

Das Symptom der Neurodermitis, das am meisten belastet, ist der Juckreiz. Er kann sich zu wahren Juckkrisen steigern: Das Kind kann weder schlafen noch spielen, weder lernen noch sich unterhalten. Es ist mit dem Kratzen voll und ganz beschäftigt, so daß kein Freiraum und keine Energie mehr für andere Dinge bleiben.

In einer solchen Situation ist Hilfe kaum möglich. Selbst die beste Ablenkung hilft nur für kurze Zeit. Das Kind fühlt sich in seinem Leben zutiefst gestört, es leidet und quält sich.

Ein normales Leben ist manchmal nicht möglich

Ursachen für das Jucken

Kratzen als gedanken-verlorene, gewohn-heitsmäßige Handlung

Für solche Juckreizattacken kann es körperliche Gründe geben (zum Beispiel Allergenkontakt, unverträgliches Essen, Hautreizungen), aber auch psychische. Manche Kinder beginnen langsam zu kratzen und steigern sich dann so hinein, daß sie plötzlich völlig verändert sind. Dabei kann der Anfang harmlos sein, Langeweile etwa oder eine leichte Anspannung. Das Kind beginnt dann zu kratzen, einfach weil es daran gewöhnt ist. So wie andere vielleicht Löckchen drehen oder sich auf die Lippe beißen. Der Juckreiz setzt erst später ein, und das Kratzen steigert sich. Schließlich ist das Kind völlig mit seiner Haut, dem Juckreiz und dem Kratzen beschäftigt und nicht mehr ansprechbar. Am Ende ist die Haut oft völlig zerstört und blutet.

Speziell für Säuglinge

»Juckkrisen« kennt und erlebt leider auch schon der Säugling. Seine ganze Energie und Aufmerksamkeit scheint dann ins Kratzen zu fließen. Säuglinge in der Juckkrise sind oft noch schwieriger abzulenken als größere Kinder. Ich habe gute Erfahrungen gemacht mit Streicheln. In einer solchen Phase das zu tun, was man eigentlich gar nicht möchte, nämlich das Kind ausziehen, erfordert große Überwindung. Natürlich beginnt das Kind zunächst, noch stärker zu kratzen. Aber wenn ich dann leise zu summen oder zu singen beginne, leise mit dem Baby spreche, seine Haut an heilen Stellen sanft berühre und vor allem dabei selber ruhig bleibe, dann habe ich schon so manches Mal erlebt, daß die Kinder auch ruhig werden, die angenehme Atmosphäre und die Berührung der Haut zu genießen beginnen und sich sichtlich wohler fühlen. Das geht nicht in Sekunden, aber doch relativ schnell.

Manchmal kann jemand anderer in einer solchen Situation besser helfen als eine verzweifelte, hilflose Mutter. Der Versuch lohnt sich allemal.

Auch der Säugling zeigt uns ziemlich eindeutig, was ihm guttut und was nicht. So entscheidet auch er schon mit, wenn ich seine Reaktionen wahrnehme, sie mir merke und mich in einer nächsten, ähnlichen Situation daran erinnern kann. Größere Kinder sollten lernen, sich selbst zu erinnern und aktiv mitzuentscheiden.

Das können Sie tun

Wenn der Juckreiz zum Stillstand kommt, können Sie lindernde Mittel anbieten. Beruhigen Sie Ihr Kind, bieten Sie zum Beispiel kühle, feuchte Umschläge oder Auflagen an (Seite 51). Vielleicht mag Ihr Kind lieber kühle trockene Auflagen, ein Bad, oder es tut ihm eine bestimmte Creme gut. Machen Sie Angebote und lassen Sie das Kind möglichst selbst entscheiden, erinnern Sie es gegebenenfalls an gute Erfahrungen in einer ähnlichen Situation, und vertrauen Sie darauf, daß Ihr Kind sehr wohl selbst fühlt, was ihm jetzt hilft. Wenn es schon größer ist – etwa ein Schulkind – kann es die meisten Dinge schon selbst besorgen und braucht Ihre Hilfe kaum noch.

Maßnahmen zur Linderung

WICHTIG

Helfen Sie nur soviel wie nötig, bedauern und trösten Sie nicht, aber machen Sie auch keine Vorhaltungen und Vorwürfe.

Zu viel Fürsorge schadet

● Es ist wichtig, Kindern in einer solchen Situation das, was sie selber leisten können, auch zuzutrauen und zuzugestehen. So können sie lernen, für ihre Krankheit und ihre Gesundheit die Verantwortung zu übernehmen. Aus der Sicht der Eltern sind Jucken und Kratzen, die schmerzende, verletzte Haut sehr schlimm. Aus der Sicht des Kindes aber können Hilfe, Fürsorge und liebevolle Zuwendung, die Extrarolle und die erhöhte Aufmerksamkeit wichtiger sein als die Schmerzen – sie werden als positive Erlebnisse »verbucht«. Diesen »sekundären Krankheitsgewinn« möchte es gern bei nächster Gelegenheit wieder erreichen. Natürlich geschieht dies eher unbewußt und schon gar nicht mit Kalkül. Aber aus der Erfahrung lernt das Kind etwas, was ein unerwünschtes, ungünstiges Verhalten verstärken könnte. Lassen Sie dagegen das Kind selbst etwas für sich tun, um seine Schmerzen zu lindern, muß es Mühe aufwenden. Auf die unangenehme Erfahrung des Kratzens folgt nicht die positive der erhöhten Zuwendung.

● Ähnlich sind die Abläufe, wenn Sie zu großes Mitgefühl mit dem Kind zeigen (»du Armes, mußt du dich wieder so schrecklich kratzen«). Wer wird nicht gern mal bemitleidet? Aber auf Dauer verzögert Mitleid die Entwicklung zur Selbständigkeit, es schwächt Selbstwertgefühl und Selbstvertrauen (»mit mir muß man Mitleid haben«; »mir muß

Zieht Ihr Kind Nutzen aus der Krankheit?

Dem Kind Verantwortung übertragen

immer einer helfen«; »ich kann das alles nicht allein, Mama traut mir das nicht zu, sie weiß, was ich kann«; »wenn Papa mir das nicht zutraut, kann ich es mir selbst erst recht nicht zutrauen«). Die Persönlichkeit und die Fähigkeiten entwickeln sich schlechter oder zu spät und fehlen wiederum bei der eigenverantwortlichen Krankheitsbewältigung.

Mitleid hilft nicht

Gelassen bleiben

● Eine große Bedeutung kommt der ärgerlichen Reaktion der Eltern auf das Kratzen zu. Oft sind sie überfordert, wenn sie dabei taten- und hilflos zuschauen müssen. Natürlich geraten die Eltern selbst unter erhebliche Anspannung, die sie nur mehr oder weniger gut verkraften können. Wenn Sie allerdings während oder nach einer Kratzattacke zu schimpfen beginnen und Vorwürfe machen (»guck mal, was du jetzt wieder mit deiner Haut gemacht hast!«, »jetzt hör endlich auf, ich kann das Kratzen nicht mehr hören!«, »ich gebe mir alle Mühe, und du kratzt dich immer wieder kaputt!«), dann zeigen Sie Ihrem Kind, daß es Sie mit seinem Kratzen persönlich treffen kann. Sie bieten ihm sozusagen die Kampfstätte an. Jedes Kind möchte und muß gelegentlich mit seinen Eltern kämpfen. Es

Lassen Sie sich nicht erpressen

wird nicht lange dauern, und Ihr Kind wird Sie mit seinem Kratzen erpressen (»wenn ich jetzt nicht fernsehen darf, dann muß ich mich eben kratzen«).

Aggressionen vermeiden

Es ist verständlich und nachvollziehbar, wenn Eltern ihre Verärgerung, sogar ihre Aggression dem Kind oder der Krankheit gegenüber ausdrücken. Auch wenn sich auf diese Art Gefühle abbauen lassen, beim Kind und seiner Krankheit verändert sich dadurch sicher nichts.

● Es mag Ihnen herzlos erscheinen, aber machen Sie sich deutlich, daß Sie in einer solchen Krise akut nicht helfen können, wenn Sie selber angespannt sind. Dann ist es besser, sich leise zurückzuziehen, eventuell anzubieten »ruf mich, wenn ich dir helfen kann« und zu warten, bis das Kind nach Ihnen fragt, bis es deutlich macht »jetzt brauch ich dich, ich bin so weit, jetzt kannst du mir helfen.« Nutzen Sie die Zwischenzeit zur eigenen Beruhigung, um dann weniger nervös, verzweifelt und erregt mit Ihrem Kind nach Hilfe und Linderung zu suchen. So lassen sich unbedachte oder bewußte Signale von Vorwurf und Schuldzuweisung vermeiden. Warum-Fragen sind jetzt noch nicht angebracht.

Ärger und Nervosität abbauen

Den Grund erforschen

● Erst wenn es Ihrem Kind wieder besser geht und es wieder zur Ruhe gefunden hat, können Sie darüber sprechen, ob Ihr Kind einen Grund für die Juckattacke erkennen kann. Wenn es selbst Vermutungen und Verdachtsmomente äußert oder sich an ähnliche Situationen erinnert und sie miteinander vergleicht, können Sie eventuell gemeinsam überlegen, was beim nächsten Mal helfen könnte.

Warten Sie das Ende der Juckkrise ab

● Vielleicht machen Sie den Beginn des Teufelskreises zum rechten Zeitpunkt bewußt, indem Sie ruhig und gelassen feststellen: »Du beginnst zu kratzen.« Fragen Sie Ihr Kind doch in einer solchen Situation einmal nach seiner Gemütslage: »Ist dir langweilig?« oder » bist du jetzt wütend?« oder »kann es sein, daß du eigentlich keine Lust hast zu dieser Aufgabe?« Vielleicht können Sie Ihr Kind auf diese Weise ermuntern, seine Gefühle, Wünsche und Bedürfnisse deutlicher selbst zu spüren, sich auf sie zu besinnen und sich anders als durch Kratzen auszudrücken. Sie signalisieren damit auch, daß es andere Wege gibt, sich zu äußern und Unmut auszudrücken.

Das Kratzen als Signal verstehen

Es ist wichtig, daß Ihr Kind Alternativen zum Kratzverhalten erlernen kann.

Die Erziehung

Gesellschaftlich betrachtet ist die Kindererziehung eine der herausragenden Aufgaben der erwachsenen Generation. Kinder lernen eine Menge von uns: Wie wir miteinander umgehen und kommunizieren, wie wir uns auf Beziehungen einlassen und sie pflegen, wie wir unser Leben gestalten und auch, wie wir mit uns selbst umgehen. Kinder schauen sich von den Erwachsenen die Lebensgestaltung ab und probieren sie für sich aus.

Die Eltern als Vorbild

Meist haben Erwachsene schon bevor sie Eltern werden Vorstellungen, wie sie mit ihrem Kind umgehen möchten, sie haben Ziele und Wege der Erziehung und ihres elterlichen Verhaltens im Kopf. Auch wenn wir heute viel über Kindererziehung lesen, in der Umsetzung der Theorie in die Praxis stoßen wir oft an Grenzen.

Die meisten Eltern und Kinder finden gemeinsam ihren Weg, aber niemand wird behaupten wollen, daß dieser Prozeß einfach wäre. Einige Ziele verändern sich und passen sich den Realitäten an. Dabei hilft uns die Liebe zu unseren Kindern und das Bewußtsein um die Werte in unserem Leben, die wir ihnen vermitteln wollen, die wir an sie weitergeben wollen.

Eine schwierige Aufgabe

Unterstützen oder Überfordern

Eigentlich ist es erstaunlich, daß unsere Gesellschaft, die im Berufsleben alles reglementiert, die Erziehung der nächsten Generation von »ungelernten Kräften« ausführen läßt.

Erziehung, das heißt für viele Jahre von montags bis sonntags rund um die Uhr zuständig zu sein und Verantwortung zu tragen, Regeln und Grenzen zu zeigen, auf ihre Einhaltung zu achten und so dem Kind Orientierungshilfen zu geben und Sicherheit zu vermitteln. Ein steter Wechsel zwischen fördern und fordern, möglichst ohne zu überfordern, zwischen ermutigen und eingrenzen, zwischen unterstützen und auf sich selbst stellen. Schon bei einem Kind ein schwieriges Unterfangen, und erst recht, wenn es sich um mehrere Kinder mit unterschiedlichen Persönlichkeiten handelt. Ich habe vier Kinder – ich weiß, die Zeit war schön, und ich habe die Aufgabe auch genossen, aber es war auch lang und viel und manchmal schwierig. Sicher haben die Kinder auch vieles voneinander und miteinander gelernt in der Entwicklung ihrer Persönlichkeiten und ihres Lebens. Aber manches ist mir auch entglitten dabei.

Eine Gratwanderung

Jedes Kind ist eine Persönlichkeit

Das kranke Kind und die gesunden Geschwister

Eine besondere Situation entsteht, wenn unter Geschwistern ein Kind chronisch krank ist, wenn seine Krankheit seine Lebensqualität und sein Wohlbefinden zeitweise aufs Äußerste beeinträchtigt. Die Eltern sind nicht nur unsicher hinsichtlich der Krankheit und ihrer Behandlung, sondern auch in anderen Erziehungsfragen.

Erziehung wird erschwert

▼ **WICHTIG**

Unsicherheit der Eltern macht dem Kind Angst, Angst macht Streß, Streß macht krank – ein Teufelskreis. Eine konsequente, liebevolle Erziehung gibt Ihrem Kind die Sicherheit, die es braucht, um gut mit seiner Krankheit zu leben.

Wenn ein Kind sichtbar und spürbar leidet, eingeschränkt ist in der Freiheit seiner Lebensgestaltung, nicht alles mitmachen und mitessen kann, müssen die Eltern entscheiden, wieviel Rücksicht die Familie bei gemeinsamen Aktivitäten nehmen muß. Was kann man den gesunden Geschwistern zumuten? Wer verzichtet – das kranke Kind, die Eltern, die gesunden Geschwister?

Sollen alle verzichten?

Nicht zu viel Rücksicht üben

Am liebsten möchten Eltern ihren Gefühlen von Mitleid und Sorge folgen und das Leben aller am »schwächsten Glied in der Kette« ausrichten. Aber ist das wirklich gut? Für das kranke Kind und für die Geschwister? Von den neurodermitiskranken Kindern lernen wir etwas anderes: Sie möchten von uns normal behandelt werden, sie wollen lernen, mit der Krankheit zu leben. Sie wollen auch die Leistung, die zur Gesundung nötig ist, selbst erbringen und als ihr persönliches Verdienst sehen können. Das geht nur ehrlich, wenn es auch ihr Verdienst ist. Sicher brauchen sie dabei unsere Hilfe und Unterstützung – mal mehr, mal weniger –, sicher fallen ihnen Einschränkung und Verzicht mal leichter und mal schwerer. Je selbstverständlicher die Familie unterschiedliche Lebensführungen nimmt, desto mehr Sicherheit gewinnt das betroffene Kind.

So normal wie möglich leben

Mit der Krankheit selbstverständlich umgehen

Empfehlungen fürs Miteinander

● Gehen Sie mit Ihrem Kind so um, wie Sie es tun würden, wenn es gesund wäre. Verlieren Sie nicht Ihre Erziehungsziele aus den Augen, weil eines Ihrer Kinder krank ist.

● Gönnen Sie jedem Kind auch Zeit, die es mit einem Elternteil allein verbringt. Vielleicht gibt es Dinge, die das kranke Kind besonders gern mit dem Papa tut und andere, die ein gesundes Geschwisterkind besonders gern mit der Mama macht.
● Bedenken Sie auch, daß allzu viel Rücksicht der Familie auf das kranke Kind bei diesem zu Schuldgefühlen führt und auch zu Vorhaltungen mißbraucht werden kann. Keine Grundlage für gesunde Beziehungen also.

Familienleben ist schön, aber manchmal tut es allen gut, sich auch auf eine Zweierbeziehung zu besinnen.

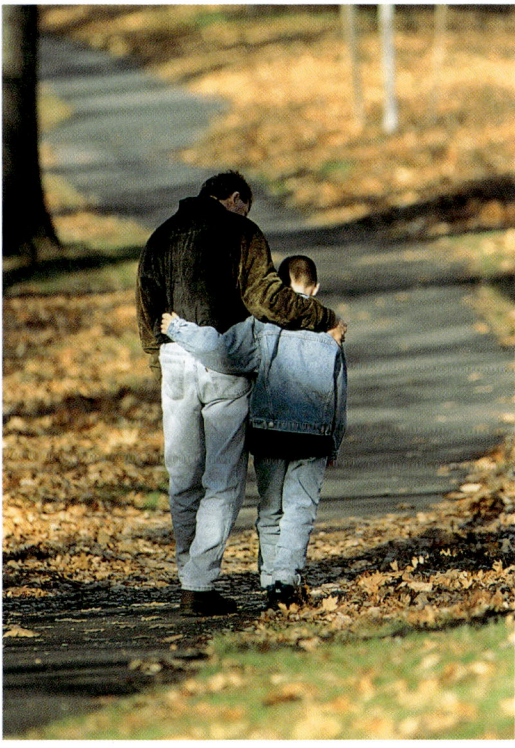

Entspannung für Eltern und Kind

Viele Menschen empfinden sich als dauerhaft unter Anspannung. Sie arbeiten (viel), fordern viel von sich selbst und auch andere verlangen ständig etwas von ihnen. Schon Kinder sprechen von Streß, von Termindruck, von Leistungsansprüchen. Oft nehmen wir unsere Anspannung sogar mit in den Schlaf. Wir verarbeiten Erlebnisse und Probleme im Traum. Der Belastung und Anspannung des täglichen Lebens jedoch stellen wir eine bewußt erlebte Entspannung nur selten gegenüber.

Entspannung ist lernbar, kann in jedem Alter in angemessenen Formen genutzt werden, schafft Ausgleich, wirkt sich positiv auf Immunsystem und Gesundheit aus und verbessert das Lebensgefühl insgesamt. Zudem läßt sich Entspannung ebenso übertragen wie Anspannung. Eltern können eigene Belastungen ausgleichen und gleichzeitig den Belastungsabbau des Kindes fördern.

Auch bei spannendem Spiel läßt sich entspannen und die Krankheit vergessen.

Gegenpol zur seelischen Anspannung

Die richtige Methode finden

● Es gibt verschiedene Entspannungsmethoden: zum Beispiel Entspannungsmassagen, Progressive Muskelentspannung nach Jacobson, Yoga mit verschiedenen Übungsformen und Stufen oder Autogenes Training (Kasten rechts). Jeder muß »seine« Methode durch Ausprobieren finden, und viele werden Mischformen für sich entwickeln. Suchen Sie sich aus den Angeboten das für Sie geeignete aus, und geben Sie nicht gleich auf, wenn der erste Versuch Ihnen nicht sofort zusagt. Wenn Sie sich auf das ausgewählte Verfahren einlassen und sich um Entspannung bemühen, werden Sie Erfolg haben (Bücher, Seite 93).

● Wir legen großen Wert darauf, daß Eltern Verfahren erlernen, wie ihre Kinder unter ihrer Anleitung, aber auch gemeinsam mit ihnen entspannen können. Kinder brauchen die »Selbstver-

Körperbezogene, suggestive oder autosuggestive Methoden

Bekannt und beliebt: Autogenes Training

Beim Autogenen Training lenkt der Übende mit Hilfe immer wiederkehrender Formeln seine Vorstellung, Konzentration, Aufmerksamkeit und Wahrnehmung (Körperschwere, Körperwärme, Atmung, Ruhe, Entspannung) auf sich selbst. Das Gefühl der Entspannung verbindet sich mit den gehörten oder später auch nur gedachten Formeln, so daß diese allein dann sehr schnell zur Entspannung des Übenden führen.

Es heißt Training, weil wir es üben und trainieren müssen, um es erfolgreich anwenden zu können. Seien Sie also geduldig mit sich und der Methode. In meinen Kursen empfehle ich vor allem, häufig, vielleicht sogar mehrmals täglich zu üben. Die Übungseinheiten dürfen dabei ruhig kurz sein, schon wenige Minuten genügen. Wenn Sie täglich 2mal 5 Minuten üben, werden Sie mehr Erfolg haben als bei einer wöchentlichen Übung von 30 Minuten. Wenn Sie sich ernsthaft bemühen, werden Sie sicher Zeit für solche kurzen Übungen finden.

Gemeinsam entspannen

ständlichkeit« der Entspannung. Die können ihnen am besten die Eltern vermitteln, indem sie mittun. Wichtig ist, daß Sie die Entspannung bewußt wahrnehmen, um wirklich davon profitieren zu können.

Techniken für Kinder

Die Eltern müssen mittun können

● Vom Schulalter an können Kinder auch allein in kindgerechte Entspannungskurse gehen. Sie sind jedoch nur dann zu empfehlen, wenn die Eltern eingebunden und informiert werden und die Gruppen nicht zu groß sind. Die Eltern müssen die Methode kennen, um mit ihrem Kind über die Übungen und Empfindungen in den gleichen Worten sprechen zu können. Kinder unter 10 bis

12 Jahren werden immer elterliche Unterstützung brauchen.

● Vor allem für Kinder sind auch kinesiologische Entspannungsübungen geeignet. Schauen Sie sich in Kursen von Volkshochschulen, Familienbildungsstätten, Gesundheitszentren, Krankenkassen oder auch bei Selbsthilfegruppen um. Genießen Sie, was Ihnen und dem Kind gefällt, und suchen Sie weiter, wenn es Ihnen nicht zusagt.

● Auch sehr kleine Kinder können Entspannung lernen: Sanftes Schaukeln in einer Decke bei leiser Musik oder leisem Gesang kann zu einem Tagesritual werden, das stets zu einer bestimmten Zeit stattfindet. Wenn es sich ständig wiederholt, lernen sogar Säuglinge sich zu entspannen.

Auch für Babys

Leben mit der Krankheit

Kindergarten und Schule

Viele Eltern machen sich besondere Sorgen, wenn sie an Kindergarten und Schule denken, sie
fragen sich: Kann ich meinem
Kind das Zusammensein mit den
anderen überhaupt zutrauen und
zumuten? Kann ich den anderen
mein Kind zumuten? Wie sicher
ist mein Kind außerhalb der Familie? Müssen wir nicht von den
Verantwortlichen zuviel Rücksicht und Kontrolle fordern? Diese Fragen machen deutlich, daß
Eltern sich durch die Krankheit
ihres Kindes überfordert fühlen.
Wenn sie es schaffen, ihr Kind so
zu nehmen, wie es ist, nämlich
mit Neurodermitis, dann werden

»Ich mag
dich« sagen
und hören
macht stark.

sie auch wollen und mit allen
Mitteln dafür sorgen, daß das
Kind am »normalen« Leben der
gleichaltrigen Kinder teilhat.
Wenn es Eltern gelingt, dem Kind
zu einem weitgehend normalen
Leben in der Familie zu verhelfen, dann wird es ihnen auch
möglich sein, anderen die notwendigen Unterstützungen zu
geben. Dadurch können Erzieherinnen, Lehrer und Lehrerinnen
mitwirken an der Einbindung des
Kindes in den Gruppenalltag.

Information
und Unter-
stützung
geben

Dem Kind Verantwortung übertragen

Damit sich Ihr Kind auch außerhalb der Familie sicher fühlen
kann, müssen Sie es rechtzeitig
vorbereiten: Lassen Sie zu, daß es
so weit es eben möglich ist und
seinem Alter entspricht, die Verantwortung für sich übernimmt.
Natürlich brauchen die Kinder
Erwachsene um sich, die sie dabei
stärken und unterstützen. Je
selbstverständlicher das Kind seine Neurodermitis auch in der
Kindergartengruppe und der
Schulklasse »managen« kann, desto weniger besteht die Gefahr,
daß es zum Außenseiter wird.

Bereiten Sie
Ihr Kind vor

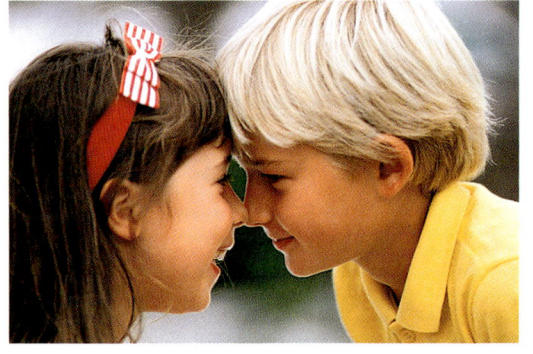

Informiertsein macht sicher

● Das Kind hat einen Anspruch darauf, daß die Erzieher sich über seine Krankheit informieren, etwa über die Bedeutung von Juckreiz und Kratzen. Sprechen Sie mit den Betreuern Ihres Kindes ruhig ausführlich über die Besonderheiten des Umgangs mit der Neurodermitis. Erklären Sie, wie Sie zu Hause mit der Haut und der Ernährung umgehen und auch, wie Sie Ihr Kind führen. Weisen Sie auf das hin, womit Ihr Kind sich selber hilft, wann es aber Hilfe braucht und wie diese aussehen kann. Nur so sind die Betreuer in der Lage, helfend einzugreifen, zu unterstützen, ohne sich aufzudrängen, und verständnisvoll in schwierigen Phasen zu reagieren. Genaue Anweisungen, sachlich gegeben, werden als Stärkung verstanden, nicht jedoch, wenn sie mit Angst und Mißtrauen gepaart sind. Dann machen sie eher Druck und lösen Angst aus.

Besprechen Sie in Ruhe auch schwierige Situationen

● Eine Checkliste zur Ernährung ist sicher sinnvoll, zumindest im Kindergarten (Seite 65). Auch über den Umgang mit der Haut und den Juckreiz sollten die Erwachsenen und die anderen Kinder der Gruppe Bescheid wissen. So können alle in Kindergarten und Schule von den Eltern und

Liste der verträglichen Lebensmittel

WICHTIG

Die Integration des Kindes in Kindergarten und Schule halte ich für notwendig. Sie kann einer Überfürsorglichkeit der Eltern, der Ängstlichkeit der Kinder und der allzu leicht sehr engen Eltern-Kind-Beziehung entgegenwirken. Häufig sind gerade die Erfahrungen und Beobachtungen des Lebens in der fremden Umgebung lehrreich: Der größere Abstand kann dem Kind auch zu mehr Sicherheit verhelfen, den Eltern neue Sichtweisen vermitteln. Manchmal erleben wir, daß die anderen Kinder ein hohes Maß an Fürsorge entwickeln und sehr unterstützend sind. Sich angenommen zu fühlen, tut not und jedem Kind gut.

dem neurodermitiskranken Kind etwas lernen.

● Sicher läßt sich ein Gespräch oder ein kleiner Vortrag zum Thema Neurodermitis (vielleicht vom Kinderarzt) organisieren. Dies sollten Sie allerdings nur anbieten, wenn andere Eltern und die Erzieherinnen/Lehrer von sich aus den Wunsch äußern. Sich mit einer solchen Veranstaltung aufzudrängen, schafft Außenseiter, nicht Verständnis.

Vortrag nur auf Anfragen

Besuch bei Spielkameraden

● Detaillierte Informationen
über die Ernährung und Unverträglichkeiten, Hautpflege und
Hilfsmaßnahmen im akuten
Schub brauchen andere Eltern
nur, wenn sie Ihr Kind längere
Zeit betreuen. Für einzelne Gele-
genheiten kann man sich gezielt
absprechen oder dem Kind die
vorbereitete geeignete Nahrung
mitgeben.

Von Fall zu Fall entscheiden

● Leider kann es auch in Kindergarten und Schule Aktivitäten geben, von denen Sie Ihr Kind fern-
halten müssen. Der Besuch auf
einem Bauernhof oder in einem
Zoo beispielsweise kann für Ihr

Kind eventuell eine zu große Belastung sein. Schön wäre es, wenn
dann alle gemeinsam nach loh-
nenswertem Ersatz Ausschau halten. Auf jeden Fall muß für alle
Beteiligten deutlich werden, daß
der Ausschluß keine Bestrafung
ist. Vor allem das kranke Kind
muß das erkennen können.

*Nur selten
können
Neuro-
dermitiker
nicht teil-
nehmen*

Spaß an Sport und Spiel

In schlimmen Phasen der Erkrankung haben viele Kinder die
Erfahrung machen müssen, daß
sie nur unter Schmerzen das tun
können, was Kinder in der Regel
viel und gern tun, spielen und
Sport treiben. Sie trauen sich
dann kaum noch, sich zu bewegen und schon gar nicht besonders stark und viel. Das macht
viele neurodermitiskranke Kinder ausgesprochen bewegungs-
scheu. In extremen Fällen werden
die normalen Bewegungen der
Knie beim Gehen vermieden
oder auffallende Schonhaltungen
der Arme eingesetzt. Sogar Säuglinge sind oft schon eingeschränkt in ihren Bewegungen.
Ein Mangel an Bewegung kann
die gesamte motorische, die gei-
stige und körperliche Entwicklung des Kindes verzögern. Schon
deshalb sollten Eltern darauf achten, daß die Kinder sich bewegen.

*Bewegung
kann ein-
geschränkt
sein*

*Ob Wettlauf
oder Mann-
schaftsspiel
– beim Sport
kann die
Krankheit
zur Neben-
sache
werden.*

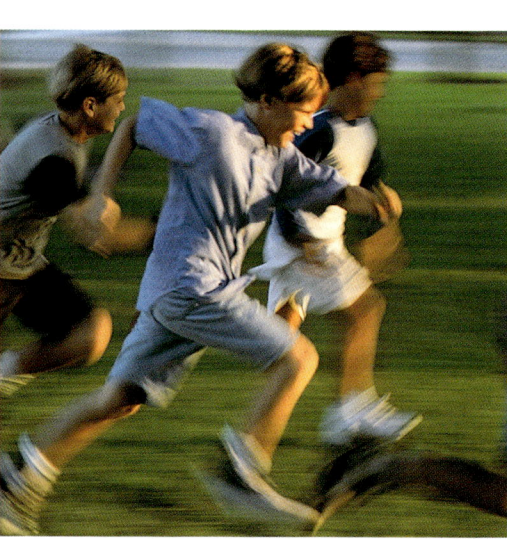

Wenn sie es nicht von allein tun, können die Eltern gemeinsam mit ihnen spielen und Sport treiben – das macht allen Spaß und baut Bewegungshemmungen ab.

Sport steigert das Wohlbefinden

Zudem fördert Sport, insbesondere Mannschaftssport, die Integration in die Gruppe, das gemeinsame Spiel macht gemeinsam Freude. Sich körperlich anzustrengen, sich dabei nahezu zu verausgaben, schafft nicht nur ein positives Gefühl der körperlichen Erschöpfung, es zeigt auch Stärken und Leistungsfähigkeit, auf die Kinder stolz sind. Während der sportlichen Anstrengung **Über dem** können Wettkampf, Spiel und **Spaß die** Spaß wichtiger werden als die **Krankheit** Neurodermitis. Manches Kind **vergessen** vergißt dabei auch, daß jeder die roten Stellen in den Kniekehlen oder den Armbeugen sieht. So kann der Sport sich nicht nur auf das allgemeine Wohlbefinden, sondern auch auf die Krankheit der Haut positiv auswirken.

Das sollten Sie beachten

● Immer wieder beschreiben Kinder und Jugendliche, daß sie durch das Schwitzen beim Sport wieder gelernt haben zu schwitzen. Die meisten möchten nach der körperlichen Betätigung gern kurz lauwarm duschen. Jeder muß selbst herausfinden, ob das lauwarme Duschen vor dem Juckreiz schützt, der entsteht, wenn der Schweiß auf der Haut bleibt. Frischer Schweiß juckt in der Regel nicht, wie wir auch von Saunaerfahrungen vieler Patienten wissen.

Keine Angst vorm Schwitzen

● Ob Ihr Kind in gechlortem Wasser schwimmen und baden kann, muß ausprobiert werden. Natürlich, Wasser trocknet die Haut zusätzlich aus und Chlorwasser tut das keineswegs weniger, zudem ist Chlor ein chemischer Kontaktreizstoff. Trotzdem erleben wir immer wieder, wie gut den Kindern das Schwimmen tut, und wie wenig es dann auch der Haut schadet. Dies gilt vor allem für natürliche Gewässer und die See. Also: Sagen Sie nicht von vornherein »Nein«, sondern wagen Sie mutig das Experiment.

Extreme meiden

● Da Neurodermitiskinder häufig sehr leistungsorientiert sind und hohe Ansprüche an sich selbst stellen, halte ich die aktive Teilnahme am Leistungssport für nicht erstrebenswert. Leistungssport schafft weder notwendigen Ausgleich, noch wirkt er entspannend, sondern sorgt eher für zusätzliche Anspannung.

Leistungssport ist nicht geeignet

Wenn Ihr Kind keine Lust zum Sport hat

Versuchen Sie einfühlsam und behutsam herauszufinden, warum Ihr Kind beim Sport nicht mitmachen möchte.

Ist es gehänselt worden? Schämt es sich? Erwartet es, gehänselt und belacht zu werden? Spürt es Mitleid der anderen? Möchte es kein Mitleid? Tut die Haut einfach zu weh? Tut das Bewegen weh? Hat es Angst vor Verletzungen der Haut?

● Vielleicht ist vorübergehend eine Sportpause nötig, um das Problem zu lösen. Das sollte man wohl nicht verwehren. Aber dauerhaft keinen Sport machen zu können oder zu sollen, gibt dem Kind das Gefühl des Ausgeschlossen-Seins und führt dazu, daß es sich krank fühlt.

Bemühen Sie sich um Abhilfe

● Manchmal hilft ein Gespräch mit Kind und Lehrer. Es sollte dabei darum gehen, dem Kind positive Erfahrungen zu ermöglichen. Wenn es auch lernen kann, sich selbst gegen unerwünschtes Verhalten der anderen zu wehren und sich davor zu schützen, wird es an Selbstsicherheit und Selbstbewußtsein gewinnen.

Das offene Gespräch suchen

● Es kann aber auch sein, daß Ihr Kind nur mit psychotherapeutischer Unterstützung (etwa im Rahmen einer Spiel- oder Ergotherapie) wieder Spaß an der Bewegung finden kann. Scheuen Sie sich nicht, solche Hilfen für Ihr Kind – und möglicherweise auch für sich selbst – in Anspruch zu nehmen (Kosten Seite 92).

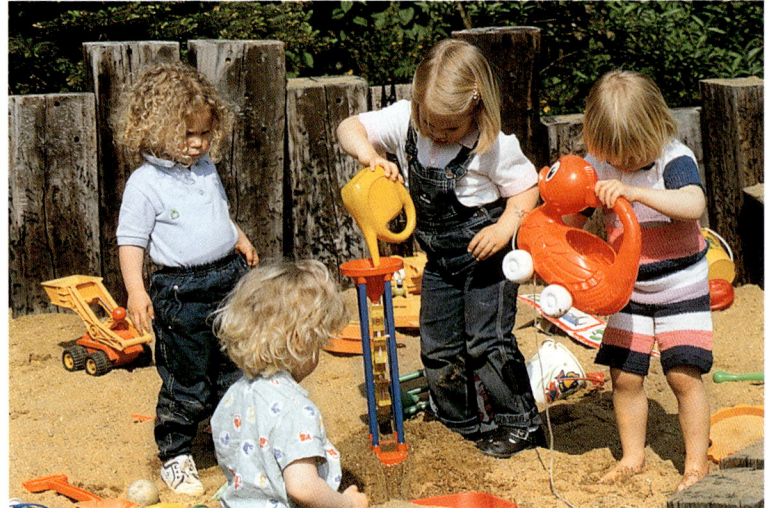

Den Spaß am Spiel brauchen Sie nicht durch übertriebene Ängste vor Allergenen einzuschränken.

Spielen an der frischen Luft

● Bei kleinen Kindern kann der Kontakt mit Sand, Gras, Erde, vor allem bei feuchtem Wetter, zu starken Reaktionen der Haut an den Händen führen. Leider können Sie vorbeugend nichts dagegen tun. Nur wenn die Haut stark entzündet und möglicherweise schon superinfiziert ist (Seite 9), sollten Sie Ihrem Kind das Spielen im Sand mit bloßen Händen verweigern. Eventuell sind schützende Baumwollhandschuhe (Apotheke) hilfreich. Zum Glück kommt das nicht so oft vor. Wenn die Hände angegriffen sind, können Sie in den Ruhe-

Vorsicht bei Superinfektionen

TIP!

Jedes Sonnenschutzmittel kann zu Reaktionen der Haut führen. Probieren Sie das Mittel vor seiner Anwendung aus: Tragen Sie es an einem Arm oder einem Bein auf und lassen Sie Ihr Kind in der Sonne spielen. Manche Reaktion auf ein Sonnenschutzmittel stellt sich nur im Licht ein. Lassen Sie sich also zunächst nur Proben geben, bevor Sie viel Geld ausgeben für ein Präparat, das möglicherweise dann unverträglich ist.

phasen des Kindes die Abheilung fördern mit vorbeugenden Teebädern, heilenden Cremes oder Salben (mehrere Stunden oder über Nacht einwirken lassen mit übergezogenen Baumwollhandschuhen zum Schutz).

● Wenn schon Erwachsene sich vor starker Sonnenbestrahlung schützen sollen, so gilt dies erst recht für neurodermitiskranke Kinder. Leichte, weite Bekleidung bietet den besten Schutz vor Sonnenstrahlen. Oder Ihr Kind sollte sich im Schatten aufhalten.

Sonnenschutz ist wichtig

Wohin in Urlaub?

● Urlaubsort und -art sollten Sie mit Bedacht wählen. Wenn Sie zum Beispiel mit einem tierhaarallergischen Kind Urlaub auf dem Bauernhof machen, muß Ihr Kind sich mit erhöhten Reizfaktoren auseinandersetzen. Vielleicht wollen Sie lieber die bekannten Hauptallergene im Urlaub so gut es geht meiden. Bei gleichzeitiger Entspannung wird sich die Toleranzschwelle Ihres Kindes hinsichtlich seiner Allergene jedoch auch heben. Werden Reize reduziert und die Reizschwelle angehoben, können Reaktionen vermindert werden, der kleine Patient und die ganze Familie finden Entspannung und Erholung.

Höhere Reizschwelle für Allergene

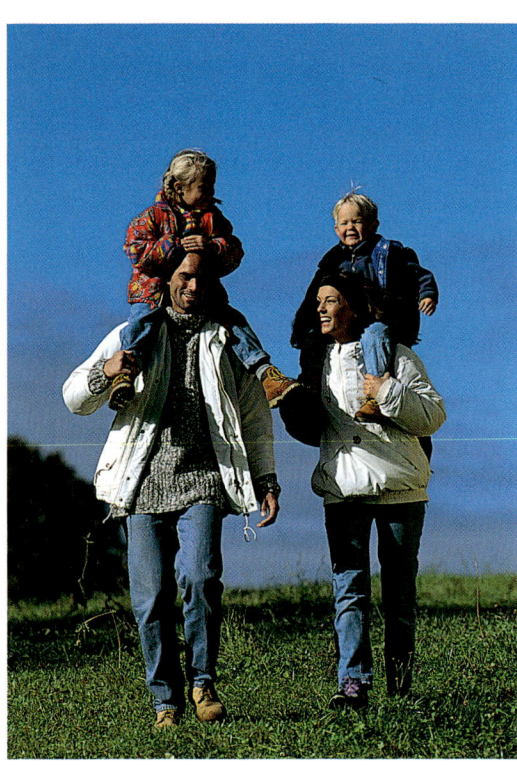

● Der Wechsel des Klimas hat denselben positiven Effekt wie bei einer Kur (Seite 25).

● Falls Sie Angst vor Allergenen in der Ferienwohnung oder im Hotel haben, können Sie sich an den Hinweisen zur Wohnungseinrichtung orientieren (Übersicht Seite 42). Wenn Sie die nötigen Fragen vorher klären und sich alle auf den Urlaub freuen können, sind die Chancen gut, daß sich die ganze Familie – und auch der kleine Patient – wirklich erholen. Vertrauen Sie darauf, daß sich das Immunsystem stabilisiert und Irritationen mit allen unschönen Folgen abnehmen.

Welche Unterkunft ist geeignet?

● Urlaub heißt für viele Patienten: Pause von der Krankheit. Das ist schön und sollte bewußt so genommen und genossen werden. Im Urlaub leben wir unsere Beziehungen mit weniger Alltagsbelastungen. Im Urlaub sind alle anders. Trüben Sie die Pause nicht durch zu große Sorgen um das Danach oder durch ungerechtfertigte Hoffnungen, deren Enttäuschung programmiert ist. Der Urlaubseffekt wird für alle um so größer sein können, je mehr Sie die Ferien genießen.

Die Entspannung genießen

Schritt für Schritt Erholung für alle – das bietet ein gut geplanter Urlaub.

● Urlaub ist eine Ausnahmesituation, nicht Alltag: Alle haben mehr Zeit, Belastungen und Spannungen nehmen ab, Beziehungen werden gepflegt und genossen, alle sind entspannt. Allein deshalb sind Nahrungsmitteltests (Seite 57) in dieser Zeit nicht zuverlässig.

Der Weg zum Ziel

Jetzt haben Sie viele Anregungen und Denkanstöße bekommen und stehen vor der Frage, wie wohl der Weg aussieht, der Sie und Ihr Kind »zum Ziel« führt. Machen Sie geduldig einen Schritt nach dem anderen – in der Reihenfolge, wie es Ihren und den Bedürfnissen Ihres Kindes entspricht. Schreiben oder malen Sie sich Ihr Konzept auf. Sie können es immer mal wieder zur Hand nehmen, überprüfen oder korrigieren; es kann Ihnen Sicherheit geben, wenn Sie mal mutlos sind. Planen und diskutieren Sie es mit einem Ihnen vertrauten Menschen, auch das gibt Ihnen die Kraft, nicht »vom Weg abzukommen«.

Als Hilfe habe ich Ihnen die einzelnen Schritte stichwortartig und so zusammengestellt, wie es uns die Erfahrung im Schwelmer Modell gelehrt hat.

1 Entspannung (Seite 80): Kursangebote einholen, eine Methode für gemeinsames Üben auswählen, Urlaub planen, Hilfen für den Alltag suchen und/oder eine Selbsthilfegruppe.

2 Ernährung (Seite 53): Testen, was Ihr Kind verträgt, Einkaufsquellen entdecken, Rezepte sammeln, Ernährungsberatung aufsuchen, nach Kochkursen Ausschau halten.

3 Allergietests (Seite 18): Vom Arzt Ihres Vertrauens beraten lassen.

4 Bett-Sanierung (Seite 34): Materialien überprüfen, ärztliche Verordnung einholen, Kostenfrage mit der Krankenkasse klären.

5 Wohnraum-Sanierung (Seite 35 bis 41): Gegebenheiten überprüfen, Maßnahmen festlegen.

6 Erziehungsberatung (Seite 22): Entspricht die Entwicklung Ihres Kindes der von Gleichaltrigen, bringt die Krankheit Ihrem Kind Vorteile und/oder leiden Geschwister dadurch, erreichen Sie Ihre Erziehungsziele?

7 Psychotherapie für Sie (Seite 22): Wie stark ist die Belastung für Sie, wie sehr fühlen Sie sich für die Krankheit Ihres Kindes verantwortlich, inwieweit realisieren Sie Ihre Bedürfnisse, wie lösen Sie Konflikte in Partnerschaft und Familie?

8 Spiel- oder Ergotherapie für Ihr Kind (Seite 86): Verhält Ihr Kind sich auffällig, braucht es Hilfe für seine Entwicklung, für den Umgang mit seinen Gefühlen, mit Konflikten, mit gesetzten Grenzen?

9 Familienberatung, -therapie (Seite 22, 75): Muß Ihre Familie sich immer wieder mit den gleichen Problemen herumschlagen, finden Sie Problemlösungen gemeinsam, gibt es offene oder versteckte Eifersucht in Ihrer Familie, fühlt sich ein Familienmitglied unverstanden?

Mit den Schritten 1 und 2 werden erste Erfolge sichtbar. Realisieren Sie jetzt – geduldig einen nach dem anderen – die Schritte 3, 4 und 5. Gönnen Sie sich und Ihrer Familie danach eine Pause von vier Wochen, um zu erkennen, was Sie bisher erreicht haben, und was zu tun bleibt. Ich wünsche Ihnen einen guten Weg, der Sie hinführt zu mehr Gesundheit für Ihr Kind, mehr Entlastung für Sie alle und mehr Freude am Leben miteinander.

Zum Nachschlagen

So wirken Medikamente auf die Haut

Die Regel: feuchtes Mittel auf feuchte Haut, trockenes auf trockene Haut. Die mit einem * gekennzeichneten Mittel dürfen nur nach Rücksprache mit dem Arzt angewandt werden.

Wirkstoff	Wirkung	Anwendung
Basiscreme wirkstofffrei	pflegend	Öl/Wasser-Emulsion
Basissalbe wirkstofffrei	fettend, oft zu fettreich	Wasser/Öl-Emulsion (auch als Fettsalbe, wie Linola®)
Lotion (wenn mit Wirkstoff, dann *)	kühlend (je nach Wirkstoff heilend, entzündungs- oder juckreizlindernd)	»flüssiger Puder«, trocken
Zinkoxidöl	abdeckend, schützend, austrocknend, bei nässenden Stellen, juckreizlindernd	vom Rand nach innen verteilen, Fläche nicht komplett zuschmieren
Pasta zinci mollis	schützend, nicht so stark trocknend	vom Rand nach innen verteilen, Fläche nicht komplett zuschmieren
Schwarzer Tee	leicht trocknend, entzündungs- und juckreizlindernd, antimikrobiell	Bäder, Umschläge (Seite 52)
Eichenrinde	stärker trocknend, leicht antiseptisch, entzündungslindernd, juckreizstillend	Sud für Bäder, Umschläge
Kaliumpermanganat*	stark austrocknend, entzündungslindernd, stark antiseptisch, juckreizstillend	Bäder, Umschläge (Kristalle auflösen zu einer rosafarbenen Lösung, nicht zu stark: ätzend)
Antiseptika *	bei nässenden und infektionsgefährdeten Stellen	Lösung (wie Farbstoffe, Linola® Sept Lösung, Betaisodona® Lösung, Betaisodona® Salbe)

SO WIRKEN MEDIKAMENTE AUF DIE HAUT

WIRKSTOFF	WIRKUNG	ANWENDUNG
ÖL, (SEITE 48)	hautpflegend, rückfettend	Bäder, zum Duschen, eventuell gemischt mit schwarzem Tee
SALZ (KOCH- ODER TOTES MEER-SALZ)	entzündungshemmend, abheilend, stark trocknend, hautglättend	Bäder (mindestens 1 kg Salz für ein Vollbad), danach eventuell fetten
BEPANTHEN®/ PANTHENOL	heilungsfördernd	Creme, Salbe, Lotion mit Wirkstoff, als Augensalbe oft besser verträglich
BUFEXAMAC/ PARFENAC® *	entzündungshemmend, juckreiz-stillend	Creme, Salbe, Lotion
HARNSTOFF *	verbessert die Speicherfähigkeit für Feuchtigkeit in der Haut	Creme, Salbe, Emulsion; Vorsicht: brennt oft in verletzter Haut
ANTIMYKOTIKA * (WIE NYSTA-TIN, CANE-STEN®)	bei Pilzinfektionen und Hefepilzen der Haut	Creme, Salbe, zur Einnahme
ANTIBIOTIKA * (FUCIDINE®, FLAMMAZINE®, STAPHYLEX®)	bei bakteriellen Infektionen der Haut	Creme, Salbe, zur Einnahme
VIRUSTATIKA * (WIE ZOVIRAX®)	bei Herpesinfektionen	Creme, Tabletten, Infusion
CORTISON * (WIE FUCIDI-NE® PLUS, DERMATOP®, DECODERM®)	bei besonders starken Entzündungen	nicht auf Dauer, nicht im Gesicht; Achtung: es gibt unterschiedliche Stärken, Arzt fragen!

Tips zu Fragen der Kostenübernahmen

● Viele Krankenkassen bieten inzwischen Ernährungsberatungen für ihre Versicherten kostenlos an. Nehmen Sie Kontakt auf und stellen Sie fest, ob jemand zur Verfügung steht, der sich mit Nahrungsmittel-unverträglichkeiten auskennt und Erfahrung mit Neurodermitis hat. Sollte dies nicht gegeben sein, so finden Sie vielleicht auf dem »freien Markt« jemanden. In diesem Fall fragen Sie Ihre Krankenkasse, ob eine finanzielle Beteiligung möglich ist. Manchmal hilft eine Empfehlung/Verordnung des Arztes.

● Spieltherapie, Ergotherapie oder auch kindgerechte Entspannungs-kurse werden von den Krankenkassen kostenmäßig getragen oder zu-mindest bezuschußt, sofern sie ärztlich verordnet sind.

● Wenn Sie eine Erziehungsberatung in Anspruch nehmen möchten, so fragen Sie bei der Kreis- oder Stadtverwaltung nach Angeboten einer Familienberatungsstelle. Auch soziale Einrichtungen von Diakonie und Caritas bieten Familien- und Erziehungsberatungen an. Natürlich gibt es auch freie psycho-soziale Praxen, in denen Ihnen Hilfen angeboten werden. Hier ist die Kostenfrage direkt zu besprechen. Eine Kostenbeteiligung durch die Krankenkassen ist bei unmittelbarem Zusammenhang zur Gesundheit des Kindes auch denkbar.

● Wenn Sie als Eltern psychologische Unterstützung in Anspruch nehmen möchten, so wenden Sie sich sicher auch am einfachsten an Ihre Krankenkasse, um dort eine Liste der zugelassenen Psychotherapeuten zu erhalten.

● Medizinische Maßnahmen, die nicht unbedingt zur Schulmedizin zählen (etwa Homöopathie, Akupunktur, Akupressur, Reflexzonen-massage), sind in den Fällen, in denen schulmedizinische Maßnahmen allein bisher nicht zu einem zufriedenstellenden Ergebnis geführt haben, unter bestimmten Bedingungen auch über die Krankenkassen abrechenbar. Hier ist immer eine Prüfung durch den Medizinischen Dienst der Krankenkassen erforderlich. Sie erleichtern den begutachtenden Ärzten die Arbeit und ersparen sich Wartezeiten, wenn Sie Ihren Kinderarzt bitten, eine detaillierte Stellungnahme abzugeben und Befunde, bisher angewandte Methoden und deren Ergebnisse sowie die Dauer der Erkrankung aufzuführen. Fügen Sie diese Stellungnahme Ihrem Antrag auf Kostenübernahme für die gewünschte Methode bei der Krankenkasse bei.

Adressen, die weiterhelfen

Therapiezentrum Schwelmer Modell Markgrafenstraße 6 58332 Schwelm Auf Anfrage Adressen der Standorte in Köln, Lingen, Bad Säckingen.

Einkaufvereinigung für Allergiker e. V. (E.V.A.) Markgrafenstraße 6 58332 Schwelm Selbsthilfeorganisation, die Auskunft zu Artikeln des Allergikerbedarfs gibt. Selbstkostengebühr von 5,- DM und frankierten DIN A5-Rückumschlag beilegen!

Deutsche Gesellschaft für klassische Homöopathie Grundvigstraße 39 33330 Gütersloh

Deutsche Arztegesellschaft für Akupunktur e.V. Würmtalstraße 54 81375 München

Selbsthilfeorganisationen

Da die Aktivitäten der vielen Organisationen regional sehr unterschiedlich sind, nenne ich Ihnen für die BRD, für Österreich und die Schweiz die Adressen jeweils eines überregionalen Verbands, der sich schwerpunktmäßig mit der Neurodermitis beschäftigt. Über die Verbände bekommen Sie wichtige Adressen, zum Beispiel von Selbsthilfegruppen in Ihrer Umgebung, außerdem Zeitschriften zum Thema.

Deutschland

Deutscher Neurodermitiker Bund e. V. Spaldingstraße 210 20097 Hamburg

Kindernetzwerk e.V. Hanauer Straße 15 63739 Aschaffenburg Informationen zu regionalen Selbsthilfeangeboten und Kliniken für Deutschland, Österreich und die Schweiz.

Österreich

Österreichische Neurodermitiker Vereinigung (ÖNV) Habsburgergasse 10/5 1010 Wien (ÖNV-NEWS)

Schweiz

Das Band – Selbsthilfe für Asthmatiker und Neurodermitiker Gryphenhübeliweg 40 3000 Bern 6

Bücher, die weiterhelfen

Hellermann, Mechthild: *Gut essen und leben mit Neurodermitis und anderen Allergien,* Selbstverlag Schwelm (DM 30,- bei Versand durch Therapiezentrum Schwelm oder im Buchhandel).

Dreikurs, Rudolf: *Kinder fordern uns heraus,* Klett-Cotta, Stuttgart.

Friebel / Friedrich / Walter: *Mach's gut kleiner Bär – Entspannung für Kinder,* Musikbär-Verlag, Schriesheim.

Maschwitz, Gerda und Rüdiger: *Stille Übungen mit Kindern. Ein Praxisbuch,* Kösel Verlag, München.

Stiftung Warentest: *Allergien – Das Immunsystem auf Abwegen,* Berlin.

Tüttenberg, Werner: *Neurodermitis,* Ullstein Verlag, Berlin.

Wahl, Rüdiger: *Allergie ganz einfach,* Dustri-Verlag Dr. Karl Feistle, München.

Bücher aus dem Gräfe und Unzer Verlag, München

Birk / Eichborn / Früchtel / Kurz / Rittinger: *Das große GU Vollwert Kochbuch.*

Johnen, Wilhelm: *Muskelentspannung nach Jacobson.*

Koneberg, Ludwig / Förder, Gabriele: *Kinesiologie für Kinder.*

Langen, Dietrich: *Autogenes Training.*

Schmelz, Andrea: *Allergien bei Kindern.*

Waesse, Harry: *Yoga für Anfänger.*

Wagner, Franz: *Akupressur – Heilung auf den Punkt gebracht.*

Sachregister

Wichtiger Hinweis

Dieser Ratgeber richtet sich an Eltern neurodermitiskranker Kinder. Ursachen, Auslöser und ärztliche Behandlungsmöglichkeiten der Krankheit sind dargestellt, Hilfen für den Alltag empfohlen. Wichtig: Die individuelle Therapie einer Neurodermitis kann nur der Arzt bestimmen, Selbsthilfemaßnahmen sollte er kontinuierlich begleiten.

Dank

Mein Dank gilt
● den Patienten des Schwelmer Modells und seinen Mitarbeitern und Mitarbeiterinnen, die mich an ihren Erfahrungen so offen beteiligt haben,
● meiner Familie, die mir trotz chronischen Zeitmangels für sie alle die Zeit zum Schreiben so verständnisvoll zugestanden hat und sich in vielfältiger Weise immer wieder mit engagiert für »mein Anliegen Neurodermitis«,
● Herrn Prof. Dr. Dr. Klaus Bosse, der das Manuskript so sorgfältig durcharbeitete und mit großem Zeitaufwand viele gute Hinweise gab. Seine Freundschaft und Unterstützung helfen mir immer wieder sehr.

Impressum

©1999 Gräfe und Unzer Verlag, München
Alle Rechte vorbehalten. Nachdruck, auch auszugsweise, sowie Verbreitung durch Film, Funk und Fernsehen, durch fotomechanische Wiedergabe, Tonträger und Datenverarbeitungssysteme jeder Art nur mit schriftlicher Genehmigung des Verlages.

Redaktion:
Doris Schimmelpfennig-Funke
Lektorat:
Dr. Dörte Otten
Bildredaktion:
Christine Majcen-Kohl

Umschlaggestaltung:
independent Medien-Design
Innenlayout:
Heinz Kraxenberger
Grafiken:
Detlef Seidensticker
Produktion:
Ina Hochbach
Satz:
Johannes Kojer
Lithos:
PHG, Martinsried
Druck:
Appl, Wemding
Bindung:
Sellier, Freising

Bildnachweis

Bavaria: Seite 34, 60 (Andrea Leiber), 68 (TCL), 84 (VCP);
Bonisolli, Barbara: Seite 63;
Essex Pharma: Seite 32, 33;
Fotex: Seite 16 (Kevin Hatt), 48 (M. Mc Carthy);
Jahreiß, Manfred: Seite 23;
Mauritius: Seite 4 (SST), 18 (Filser), 40 (J. Müller), 88 (Poehlmann);
Nischke, Michael: Seite 41;
Schäfer, Norbert: Seite 4, 66, 80, 82, 86;
Scherz, Hans: Seite 39;
Stock Market: Seite 46;
Studio Schmitz: Seite 3, 12, 18, 30, 44, 53, 55, 56, 57, 61;
Tony Stone: Umschlagvorderseite, Seite 1, 3, 6 (Laurence Monneret), 36 (David Burde), 25, Umschlagrückseite (Roger Ellis), 26 (Peter Cade), 43 (Jason Horowitz), 64 (Frank Herholdt), 71 (Peter Correz), 79 (Frank Sitemann).

ISBN: 3-7742-1603-7

Auflage	4.	3.	2.	1.
Jahr	02	01	00	99